RECHERCHES

ANATOMIQUES ET PHYSIOLOGIQUES

SUR LA

MOELLE DES OS LONGS

Paris. — A. PARENT, imprimeur de la Faculté de Médecine, rue Monsieur-le-Prince, 31.

RECHERCHES

ANATOMIQUES ET PHYSIOLOGIQUES

SUR LA

MOELLE DES OS LONGS

PAR

Le Dr J.-M.-Félix DUBUISSON CHRISTÔT,

Deux fois lauréat et ancien prosecteur de l'École de Médecine de Lyon,
ancien Interne des Hôpitaux (Hôtel-Dieu, Antiquaille, Maternité),
Membre de la société des Sciences médicales et de la société Linnéenne de Lyon
Élève de l'École pratique de la Faculté de Médecine de Paris.

PARIS

ADRIEN DELAHAYE, LIBRAIRE-ÉDITEUR

PLACE DE L'ÉCOLE-DE-MÉDECINE

1865

Le grand attrait que possède l'étude anatomique et physiologique du tissu osseux a fixé depuis longtemps le sujet de notre œuvre inaugurale. Quatre années d'internat passées dans les hôpitaux de Lyon, où les maladies osseuses affluent en si grand nombre, nous ont permis d'étudier par nous-même ce chapitre difficile de la pathologie externe. Un grand nombre d'observations faites sous des maîtres éminents, des expériences entreprises dans le but d'étudier l'absorption dans les os longs, certaines particularités de la formation du cal et les ossifications médullaires ont été pour nous autant de sources fécondes d'instruction et quelquefois même l'objet d'aperçus originaux sur ces points mystérieux de la science. Nous ne nous dissimulons pas néanmoins ce que notre travail a d'incomplet, et combien il est difficile, avec les données actuelles sur la physiologie de la moelle des os, de constituer une œuvre complète et parfaitement homogène. Aussi, en raison même de ces difficultés, avons-nous cru devoir scrupuleusement analyser les faits connus, remonter soigneusement à leur origine, et donner à l'historique toute l'importance qu'il a dans un sujet dont se sont occupés tant d'expérimentateurs illustres.

Nos observations ont principalement porté sur le tissu médullaire des os longs, comme notre titre le fait pressentir. Nous n'avons cependant négligé ni le tissu médullaire des os courts, ni le tissu médullaire des os plats, qui se prêtent aussi à des études intéressantes ; mais nous avons cru devoir faire du premier notre but capital ; car mieux que les autres, il se prête à l'observation et à l'expérimentation physiologique. C'est lui qui a le plus intrigué la curiosité des physiologistes ; enfin c'est lui dont les fonctions importent le plus au chirurgien dans toutes les maladies des os longs où la nutrition de diaphyses est en question.

Nous divisons notre travail en deux parties :

Dans la première, nous étudions : 1° l'anatomie descriptive du canal médullaire et de la moelle des os longs ; 2° le tissu médullaire normal et le tissu médullaire pathologique ; 3° sa genèse et son développement.

La seconde partie est consacrée à l'exposé historique des opinions physiologiques émises sur la moelle et à l'étude de la triple question du rôle de la moelle dans l'ossification normale ; dans l'ossification pathologique, et de son importance dans la nutrition des os longs, principalement dans celle de leur diaphyse.

Qu'il me soit permis de donner ici un gage public de ma gratitude et de ma reconnaissance à tous mes maîtres dans les hôpitaux de Lyon, et en particulier à *MM. Desgranges et Ollier*, dont les sympathiques conseils et les savantes leçons m'ont été d'un si grand secours pendant mes études médicales.

RECHERCHES

ANATOMIQUES ET PHYSIOLOGIQUES

SUR LA

MOELLE DES OS LONGS

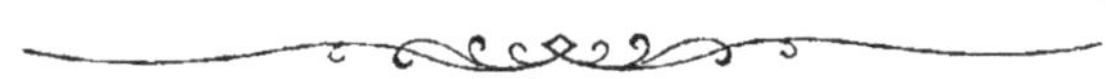

PREMIÈRE PARTIE

I

DU CANAL MÉDULLAIRE ET DE LA MOELLE DES OS LONGS.

De forme irrégulièrement cylindrique, au moins pendant la plus grande partie de l'existence, la cavité diaphysaire des os longs ne reproduit que très-imparfaitement la forme générale de l'organe. Elle acquiert ses grandes dimensions à la partie moyenne de l'os et diminue progressivement de diamètre à mesure qu'on s'avance vers les extrémités épiphysaires. Cette modification progressive de calibre du canal médullaire tient à l'interposition de lamelles osseuses qui, naissant de ses parois, subissent les unes avec les autres un enchevêtrement de plus en plus intime et forment un tissu dont les aréoles établissent une transition entre le vide de la diaphyse et le tissu aréolaire de l'épiphyse.

Ce canal, si isolé en apparence, a cependant avec l'extérieur de nombreuses et importantes communications. Les plus apparentes sont fournies par les conduits nourriciers ; mais celles qu'établissent les innombrables canaux de Havers, pour être moins évidentes, n'en sont pas moins d'une immense importance. Les communications épiphysaires se font par deux systèmes de canaux, dont les uns plus ou moins semblables à ceux de la substance compacte, logent des éléments multiples, et dont les autres, à destination plus spéciale, peuvent être considérés comme les analogues des canaux veineux des os plats. Ces innombrables canaux et canalicules, destinés à loger des artères, des veines et des nerfs, complètent un admirable appareil de nutrition dont les différents agents peuvent se suppléer et se venir en aide avec une merveilleuse efficacité.

Leur étude est trop nécessaire à la connaissance exacte de la nutrition du système osseux pour que nous ne jetions pas un regard sur chacune des espèces que nous venons d'énumérer.

A. De dimensions variables, les canaux nourriciers (*foramina nutritia*), généralement uniques pour chaque os, ont des directions dont on a singulièrement exagéré l'importance. Peu constantes dans beaucoup d'espèces animales, ces directions ont chez l'homme une fixité relative qui a donné aux anatomistes de notre siècle l'idée de les astreindre à des règles générales. Blandin avait posé la suivante : *Dans l'état de flexion des membres sur le tronc, ce qui est l'attitude du fœtus dans l'utérus, l'axe du canal des grands os longs tend vers le centre circulatoire*. Le conduit nourricier de l'humérus marche de haut en bas ; celui du fémur en sens inverse ; ceux du tibia et du péroné de haut en bas, et ceux du radius et du cubitus de bas en haut.

A. Bérard a signalé une loi plus générale sur le rapport qui existe entre la direction de ces conduits et la soudure des épiphyses au corps de l'os : *Des deux extrémités d'un os long, c'est toujours celle vers laquelle se dirige le conduit nourricier qui se soude la première avec le corps de l'os.* En effet, les vaisseaux nourriciers du fémur et du tibia divergent par rapport au genou, et les extrémités de ces os qui constituent le genou sont celles qui restent le plus souvent séparées. Au contraire, au membre supérieur, les vaisseaux nourriciers convergent vers le coude à travers l'épaisseur des parois de l'humérus, du radius et du cubitus ; ce sont aussi les extrémités de ces os qui se touchent au niveau du coude, qui se réunissent les premières à la diaphyse. Dans les petits os longs de la main et du pied, l'extrémité qui fait corps avec l'os dès la naissance est aussi celle vers laquelle se dirige l'artère nourricière. Il est à peine utile de faire ressortir toute l'importance de ces données dans les résections articulaires qui se pratiquent avant le complet développement du tissu osseux. Elles ont aussi une utilité réelle dans l'étude des néoplasies et des lésions chroniques des os longs ; mais nous sommes forcé de nous borner à signaler ce point original de la question, il serait hors de propos ici d'y insister davantage. A. Bérard et après lui M. Guéretin ont voulu faire bénéficier de cette loi la consolidation des fractures, mais leur manière de voir, tout à fait trop exclusive, a été ruinée par les statistiques de M. Malgaigne.

B. Les canaux de Havers, *canaliculi vasculosi*, ***Haversiani***, canalicules vasculaires, forment dans la substance compacte un réseau à larges mailles ayant pour aboutissant externe le périoste et pour aboutissant interne la cavité médullaire. Ces canaux très-fins, de $0^m,02$ à $0^m,11$ de largeur (il est surtout question ici de ceux qui occupent la couche interne de la diaphyse), s'ouvrent dans la cavité de la moelle par des orifices plus ou moins considérables et excessivement nombreux. Ces orifices sont souvent perceptibles à l'œil nu et d'autant plus abondants que l'écorce osseuse est plus compacte et plus épaisse. Sur les limites de la cavité diaphysaire, ces canalicules se continuent avec des espaces médullaires plus ou moins larges, tantôt sans transition, tantôt en s'élargissant graduellement sous forme d'entonnoir.

C. Les canaux de la troisième espèce, qu'on pourrait appeler vaisseaux nourriciers épiphysaires, ont des dimensions très-variables : tantôt ils sont à peine plus volumineux que ceux que nous venons d'étudier, tantôt ils ont des dimensions qui diffèrent peu de celles du canal nourricier principal. C'est le développement exagéré de ces conduites vasculaires qui donne naissance à ces canaux nourriciers surnuméraires dont l'existence est si fréquente sur les os du bras et de la cuisse. Ces canaux nourriciers nous ont paru siéger de préférence au niveau de la jonction de l'épiphyse avec la diaphyse, et aussi souvent vers une extrémité osseuse que vers l'autre. Ils n'offrent rien de constant dans leur direction et ont quelquefois un calibre supérieur à celui du canal nourricier principal, comme nous avons pu nous en assurer sur un fémur de la collection anatomique du musée de Lyon.

Ces canaux sont encore remarquables par leur indépendance presque absolue les uns des autres. Leurs parois sont constituées par des lames osseuses très-fortes qui s'épanouissent en infundibulum à mesure qu'elles arrivent dans les aréoles médullaires. Cette disposition évasée n'est pas toujours aussi accentuée ; souvent même ces canaux se terminent en bec de flûte, mais même dans ces cas ils nous ont toujours paru présenter à leur extrémité médullaire un notable élargissement. Presque horizontaux sur les limites de la diaphyse, ils sont plus ou moins obliques à la partie moyenne de l'épiphyse et deviennent presque verticaux vers la partie terminale de cette dernière. Leur direction, sans être mathématiquement rectiligne, est cependant beaucoup moins tortueuse que celle des autres canaux qui circulent dans la substance de l'os.

D. Les canaux variqueux, qui constituent le quatrième

ordre de moyens de communication de la cavité médullaire avec l'extérieur, se recommandent par des traits anatomiques importants. — En très-grand nombre dans les vertèbres et dans la substance spongieuse des os du crâne, où ils affectent de grands diamètres; ils n'occupent qu'un rang secondaire dans les épiphyses des os longs. Ils ont des parois épaisses, et, loin d'être isolés les uns des autres, ils communiquent entre eux par un très-grand nombre de larges orifices. Les cellules du tissu spongieux se continuent directement avec eux. Peu développés chez l'enfant, ils grandissent avec l'âge, et les os du vieillard sont éminemment favorables à leur étude. Ils sont très-développés chez les classes animales, où le système musculaire et le système osseux jouissent d'une grande force; ils atteignent un grand développement chez les carnassiers. Les canaux variqueux des os longs sont remplis par des veines qui s'appliquent directement sur leurs parois, dont la structure très-simple se réduit à la membrane interne.

E. Bornons-nous à signaler à cette place les orifices si nombreux des prolongements canaliculaires des ostéoplastes qui aboutissent à la moelle, pour y puiser les sucs nutritifs propres à la vie de la substance compacte (Virchow). Les canalicules, en abordant la cavité médullaire, obéissent à la loi générale : ils s'élargissent de manière à présenter un orifice plus considérable que le calibre du tube lui-même.

Ces communications canaliculaires dont la plupart, si nous en exceptons les canaux nourriciers, sont peu apparentes sur des os sains, deviennent au contraire très-évidentes sur les parties osseuses atteintes d'ostéite raréfiante. Les orifices des canalicules de Havers sont quelquefois si larges qu'on peut y introduire une tête d'épingle ou même une plume de pigeon. Le canal nourricier peut aussi avoir ses diamètres singulièrement augmentés. Gerdy possédait un tibia dont une affection inflammatoire avait doublé le conduit nourricier. Le même auteur nous dit que les orifices internes et externes de ces canaux peuvent parfois prendre des proportions telles qu'on les aperçoit à plusieurs pieds de distance. Il ajoute enfin qu'il a observé des cas dans lesquels le conduit nourricier de l'os se prolongeait dans la cavité médullaire, sous forme de tube isolé, comme si les vaisseaux avaient usé, dans ce cas, d'un pouvoir ostéogénique qu'ils n'ont pas à l'état normal. Gerdy a fait représenter un très-bel exemple d'ossification périvasculaire des vaisseaux nourriciers de la moelle, dans son *Traité des maladies de l'appareil locomoteur*.

Nous croyons utile de placer ici quelques réflexions sur les modifications que bien des circonstances différentes impriment au canal diaphysaire, sur son origine, son développement, son mode d'accroissement, nous réservant d'étudier plus complétement ces questions alors que nous nous occuperons de la genèse de la moelle.

Lorsque les os sont encore à l'état cartilagineux, ils n'offrent à l'intérieur ni canal médullaire, ni moelle. A mesure que les diaphyses s'ossifient, elles se creusent d'un canal tout d'abord rudimentaire, et plus ou moins complétement rempli par du tissu médulaire dont l'envahissement progressif donne bientôt au canal des dimensions considérables. En même temps des couches extérieures, disposées en grande abondance sous le périoste, augmentent beaucoup l'épaisseur des parois diaphysaires.

Plus tard, à l'âge adulte, il y a balance entre l'accroissement par le périoste et l'absorption par la moelle. Le canal médullaire reste sensiblement avec les mêmes proportions. Mais, sur le déclin de la vie, l'accroissement extérieur cessant, et l'absorption médullaire agissant seule, les parois diaphysaires sont souvent portées à une minceur extrême, en même temps que le canal s'étend dans le sens vertical. Cette absorption est quelquefois portée si loin qu'elle crée de véritables canaux médullaires, dans les points où n'y en existe pas normalement. M. Mercier a observé ce curieux phénomène dans le col du fémur des vieillards.

Ces faits remarquables ont été pour la première fois bien étudiés en 1787, par Moignon, dans un mémoire (*de Medullæ morbis tentamen*) couronné par la Faculté de médecine. Leur étude a été reprise par Chaussier, par Ribes, et plus récemment par M. Mercier. Nous ne pouvons discuter ni les opinions de ces savants anatomistes sur le rôle suivant lequel se pratique cette absorption du tissu osseux. Leurs conclusions seules nous intéressent, et la question n'aurait que peu de chose à gagner à l'examen d'opinions plus ou moins hypothétiques sur les moyens que l'absorption emploie ici pour arriver à ses fins.

M. Mercier a montré que les diamètres du canal diaphysaire grandissaient sensiblement chez les goutteux et chez les individus extrêmement maigres. Un assez grand nombre d'observations nous permettent de conclure que de pareilles modifications ont lieu dans toutes les maladies chroniques générales, et en première ligne nous plaçons : la scrofule, la phthisie et la cachexie cancéreuse. Chez la plupart des sujets scrofuleux, phthisiques ou cancéreux, l'accroissement du vide diaphysaire nous a toujours paru très-notable. L'accroissement se fait de préférence dans le sens vertical, aux dépens du tissu spongieux des extrémités épiphysaires. Sur un fémur de cadavre présentant une carie vertébrale et costale, ainsi que plusieurs lésions strumeuses des ganglions du cou et des téguments de la face, cette augmentation du diamètre vertical de la diaphyse et transversal du vide épiphysaire nous a paru telle que nous avons naturellement comparé le canal médullaire à un sablier dont la partie moyenne aurait été très-allongée, et dont une des extrémités, l'inférieure, aurait été beaucoup plus évasée que la supérieure.

Le canal des os longs est, à l'état normal, rempli par la moelle. La moelle est-elle faite pour le canal, ou le canal est-il fait pour la moelle? C'est là une question qui a pu passionner quelques anatomistes, mais qui paraîtrait singulière aujourd'hui que les fonctions de la moelle sont mieux connues.

Longtemps on a cru que le tissu médullaire des os longs était limité par une membrane qu'on décorait du nom de membrane médullaire. En rapport par sa face externe avec les parois diaphysaires, cette membrane envoyait dans l'intérieur de la masse médullaire des prolongements celluleux destinés à soutenir ses éléments. La présence et les fonctions de cette membrane avaient été si bien affirmées, que Duhamel lui avait accordé le nom de périoste interne. Cette dénomination et cette analogie ont surtout été consacrées par un de nos plus savants expérimentateurs, qui a poussé l'assimilation bien plus loin encore que le physiologiste du XVIIIe siècle. Enfin la membrane de la moelle a été si universellement admise, et pendant longtemps si classiquement adoptée, qu'il est impossible de remonter à la source de son inventeur. Depuis plus d'un siècle les anatomistes s'en allaient à la queue les uns des autres, suivant la pittoresque expression de M. Malgaigne, répétant avec une crédulité exemplaire la description d'une membrane qui n'existe pas. Quelques timides protestations s'élevèrent bien de temps à autre, mais elles passèrent inaperçues, et en 1849, époque à laquelle MM. Gosselin et Regnauld publièrent leur remarquable travail, les errements du passé régnaient en maîtres absolus sur les études anatomiques de la moelle.

Vésale, un des derniers, eut le rare bonheur d'échapper à cette erreur anatomique (1618). Il faut arriver à la fin du XVIIe siècle, ou plutôt au commencement du XVIIIe, pour la voir complétement accréditée. Quelques auteurs cependant paraissent avoir discuté longuement avec leur conscience, avant de décrire la membrane médullaire. Bertin, qui a écrit d'admirables pages sur les vaisseaux de la moelle, et avant lui Nesbit, sacrifièrent bien à l'erreur admise, mais ils avaient trouvé la membrane de la moelle d'une extrême ténuité et à peine isolable par lambeaux. Déjà Ruysch avait protesté par une assertion anatomique qu'il n'a malheureusement pas développée, mais qui nous paraît suffisante pour juger du sentiment de l'illustre anatomiste : « *Dubito etiam*, dit-il, *an non anatomici liberaliter nimis loquantur de membrana quam pu tant medullam ipsam ambere.* » Bichat éprouve une sorte d'hésitation à décrire la membrane ; d'abord il ne l'admet pas dans le tissu spongieux ; il avoue même que, dans les os longs, elle est d'une extrême ténuité, et qu'il faut, pour l'étudier, employer des os de rachitiques, où elle se présente avec des dimensions plus considérables. Béclard partage à peine les doutes de son prédécesseur ; il trouve, au contraire, de nouvelles preuves à l'appui de l'hérésie anatomique ; elles sont, bien entendu, dépourvues de valeur.

Si l'anatomie a perdu beaucoup à ces errements du passé, la physiologie de la moelle des os s'en est-elle ressentie au même degré ? La consécration trop facile d'un élément anatomique imaginaire a-t-elle eu une influence bien fâcheuse sur cette partie importante du système osseux ? Cette influence, bien que réelle, nous paraît avoir été beaucoup exagérée par certains auteurs. Que cette erreur ait servi comme preuve accessoire à consacrer certaine analogie anatomique fausse, nous le voulons bien, mais les faits qui ont eu pour témoins les Bichat, les Troja, les Flourens et les Cruveilhier n'en conservent pas moins une immense valeur. Ils sont encore les guides les plus sûrs, quand on s'engage dans la délicate question des fonctions de la moelle des os.

Quoi qu'il en soit, l'erreur était plus ancrée que jamais, quand parut, au mois de juillet 1849, le mémoire de MM. Regnault et Gosselin. Ces deux savants professeurs démontrèrent, et les preuves ne manquèrent pas, que la membrane médullaire n'avait jamais existé que dans l'esprit des anatomistes, et que tout ce qui avait été dit sur elle était complétement imaginaire.

Maintenant que l'erreur est jugée, il n'est peut-être pas sans intérêt de rechercher quelles conditions anatomiques ont pu, pendant si longtemps, en imposer à tout un monde de savants et d'anatomistes éclairés.

Henle, à qui on reproche de n'avoir pas traité le système médullaire avec toute l'importance qu'il mérite, et après lui Miescher, avaient trouvé que les éléments du tissu médullaire étaient plus condensés à sa périphérie, au niveau des parois diaphysaires, et que les fibres celluleuses et fibro-plastiques se trouvaient là en abondance plus grande. Virchow, sans admettre l'existence d'éléments différents, pense que ce qui a trompé les anatomistes est un simple tassement des éléments de la couche extérieure de la moelle, qui, en se groupant intimement, prennent une apparence allongée et comme celluleuse. M. le professeur Ch. Robin croit que cet aspect membraneux de la couche périphérique de la moelle est dû aux tuniques adventices des vaisseaux qui se trouvent sur les limites du cylindre médullaire. Enfin, d'après M. Morel, de Strasbourg, l'erreur trouverait son explication dans la présence de faisceaux de tissu conjonctif destinés à servir de supports aux éléments constituants de la moelle. Quelques espèces animales sont très-favorables à l'étude de la couche périphérique de la moelle des os longs. Chez les lapins, par exemple, cette moelle peut s'isoler sans difficulté, sous forme d'un cylindre assez résistant, soit par la section de l'os, soit plutôt en le faisant éclater.

En définitive, la moelle se réduit donc à un réseau vasculaire très-riche, à un appareil de nutrition dont nous aurons plus tard à discuter l'importance physiologique. A ces vaisseaux se trouvent mêlés des éléments figurés et amorphes, dont les propriétés physiques et organiques varient suivant une foule de circonstances différentes. L'ensemble anatomique, ainsi constitué, est logé dans la diaphyse des os longs, avec les parois de laquelle il est directement en contact; il est logé dans le tissu spongieux des épiphyses, dans les innombrables canaux de Havers, qui représentent autant de canaux médullaires microscopiques. Enfin, on trouve de la moelle jusque sous le périoste.

Des circonstances physiologiques et pathologiques très-nombreuses et très-différentes, peuvent produire dans la moelle une série de modifications qui, malgré leur grande variabilité, peuvent se ramener à trois types : moelle fœtale, moelle gélatiniforme, moelle adipeuse ou graisseuse. A chacune d'elles correspond une structure différente et leur étude histologique est pour le physiologiste et le pathologiste d'une importance capitale.

A. La moelle fœtale (syn. : moelle rouge, moelle sanguine) n'a qu'une existence temporaire dans la plupart des os. On la trouve dans le premier âge presque uniformément répandue dans le squelette. Elle persiste, avec tous ses caractères, jusqu'à l'âge de 4 ou 5 ans, et quelquefois même jusqu'à celui de 10 à 12. A dater de cette époque, quelquefois plus tôt, quelquefois plus tard, elle se métamorphose insensiblement en commençant par le système médullaire des diaphyses. La transformation ne se fait que tardivement dans les épiphyses, et l'on y retrouve de la moelle fœtale, alors que depuis longtemps le canal diaphysaire ne contient plus que de la moelle adipeuse. Quelques os ont même le privilége de conserver toujours leur moelle à l'état fœtal. C'est ce qui se passe pour le sternum, le corps des vertèbres et le sacrum. La moelle s'y présente avec des caractères tels que, chose remarquable, les lésions pathologiques, quelle que soit leur durée, ne l'influencent et ne la changent pas. Signalons aussi l'existence de la moelle fœtale dans les cartilages d'ossification et dans les cartilages costaux des sujets avancés en âge.

Certaines conditions pathologiques, en tête desquelles

nous rangeons l'irritation et l'inflammation, peuvent développer cet état particulier de la moelle. C'est enfin celui que nous trouvons dans la médullisation des os de nouvelle formation, dans la transformation médullaire qui se fait au voisinage du cal, et généralement dans tous les états qui exigent de la part du tissu médullaire une vie et une activité plus considérables.

C'est dans cette première variété que l'analyse chimique démontre le plus d'organes circulatoires et le moins de graisse. Berzelius, analysant la moelle de bœuf, a trouvé que celle des jeunes sujets ne contenait que 1 ou 2 pour 100 de graisse. M. Regnauld est arrivé à cette conclusion, plus importante encore, que les vaisseaux et le sang, contenus dans la moelle fœtale, sont supérieurs en proportion à ceux du tissu cellulaire, qui passe cependant, à bon droit, pour un tissu riche en vaisseaux. Nous verrons plus tard l'analyse histologique nous donner des résultats bien autrement importants encore. Quoi qu'il en soit, ceux que nous venons de citer sont déjà suffisants pour montrer combien est grande la vascularité de la moelle au premier âge et combien elle est apte alors à remplir les actes organiques dont elle est le siége à cette époque de l'existence.

B. La moelle gélatiniforme tient le milieu entre la variété que nous venons d'étudier et la moelle graisseuse. Tantôt elle est grise, tantôt jaunâtre, tantôt elle revêt une coloration intermédiaire ; tantôt, et c'est un des cas les plus fréquents, elle prend un aspect colloïde et ressemble alors à une gelée de consistance variable, quoique toujours assez grande. Normale chez certains animaux, elle est beaucoup moins abondante dans l'organisme que les deux autres variétés ; on peut bien l'étudier chez les sujets qui ont essuyé une longue maladie. Quelquefois elle occupe le centre des diaphyses alors que les éphiphyses sont occupées par de la moelle fœtale, d'autres fois elle est assez régulièrement distribuée dans toute la charpente du même organe. On la trouve fréquemment aux abords des parties molles, profondes, chroniquement enflammées; sur les limites des points du squelette atteints d'ostéite dans le voisinage du cal, dans sa première période; aux extrémités épiphysaires dans les arthrites de vieille date et dans les tumeurs blanches; dans les endroits qui sont plus ou moins directement en contact avec des plaies profondes, indurées, déjà anciennes, avec des ulcères cancéreux, etc., etc. Dans les cas si fréquents d'ulcères profonds de la jambe, une plus ou moins grande partie de la moelle du tibia, en rapport médiat avec la solution de continuité, subit la transformation gélatiforme et devient alors éminemment favorable à former l'étude que nous poursuivons.

Les analyses chimiques de M. Regnauld nous apprennent que sur 100 parties, la moelle gélatiniforme contient :

Graisse extraite par l'éther.............	1,892
Matières albuminoïdes et vaisseaux	20,817
Sels fixes..........................	1,186
Eau...............................	76,095

C. La moelle graisseuse, la seule bien étudiée par les anciens auteurs, se trouve dans les os de l'adulte et du vieillard. Elle est aussi normale chez les herbivores. Son siége de prédilection est le canal médullaire des os longs; nous savons déjà que quelques os n'en renferment jamais. Son apparition dans l'économie coïncide avec une notable diminution des phénomènes de nutrition du système osseux. Dans les tumeurs blanches, il n'est pas rare de trouver la moelle gélatiniforme émaillée de petits îlots graisseux, qui n'ont pas encore subi la transformation inflammatoire. Le premier effet de l'ostéomyélite est de faire disparaître la moelle graisseuse.

Les analyses de M. Regnault donnent pour cette variété les résultats suivants :

Substances grasses	83,365
Vaisseaux et matières albuminoïdes	3,716
Sels fixes	0,468
Eau	10,451

La moelle peut passer par les trois états que nous venons de décrire. Généralement elle commence par être fœtale et devient graisseuse, en passant souvent par l'intermédiaire. La moelle graisseuse n'est jamais primitive.

Les mêmes phénomènes peuvent se passer dans un ordre inverse.

La moelle graisseuse peut repasser, en très-peu de temps, à l'état gélatiniforme, et de l'état gélatiniforme à l'état fœtal. Qu'un os s'enflamme, qu'il devienne le siége d'une ostéite, et presque immédiatement on verra la graisse médullaire résorbée faire place à des îlots de moelle gélatiniforme, qui s'étendront progressivement et finiront par envahir le tissu dans son entier. Que l'inflammation continue, qu'elle devienne plus vive, et alors la moelle du second degré sera à son tour remplacée par la moelle du troisième; que les phénomènes phlegmasiques s'activent encore et l'on assistera à une série de transformations morphologiques, qui auront pour résultat ou une ossification accidentelle ou des productions pathologiques différentes.

II.

DU TISSU MÉDULLAIRE.

Bien étudié seulement dans ces derniers temps, le tissu médullaire présente une série d'éléments qui paraissent jouir tour à tour du privilége d'occuper la première place, pour devenir ensuite accessoires et souvent même disparaître complétement. Tous les états pathologiques, et au premier rang, l'inflammation, le dénaturent promptement, favorisent certains éléments aux dépens de certains autres, modifient profondément leur structure, leur nombre, leur vitalité et leur mode de nutrition. Ces différentes métamorphoses présentent elles-mêmes de notables changements, suivant les âges, les constitutions, les individus ; aussi la connaissance complète de ce tissu à l'état pathologique exige-t-elle une étude sérieuse et approfondie de ce qu'il est à l'état normal.

Quoique peu constant dans ses compositions, on peut le considérer comme formé, 1° par des éléments fondamentaux : médullocelles ; 2° par des éléments accessoires, myéloplaxes, matière amorphe, trame lamineuse et fibrillaire, vésicules adipeuses ; 3° par des vaisseaux et par des nerfs.

1° Les médullocelles ou cellules propres de la moelle (*medulla*, moelle, *cella*, cellule) se présentent dans la moelle à tous les âges, et sont d'une façon générale d'autant plus abondantes qu'il y a moins de graisse et de matière amorphe. En très grande abondance chez le fœtus, elles diminuent considérablement chez l'adulte, et sont souvent d'une excessive rareté chez le vieillard.

Leur forme est régulière, sphéroïdale ou légèrement polyédrique.

Comme tous les éléments cellulaires, les médullocelles offrent deux variétés :

a. La première se présente sous l'aspect de noyaux sphériques, transparents, à contour grisâtre, devenant très-promptement foncés après la mort. Leur diamètre varie de 5 à 8 millièmes de millimètre, leur contenu est finement granuleux. Ils ne présentent généralement pas de nucléole à l'état normal.

b. Les médullocelles de la seconde variété sont toujours plus abondantes que celles de la première. Leur diamètre oscille entre $0^m,012$ et $0^m,015$. Elles sont sphériques ou un peu polyédriques, à bords légèrement dentelés ou réguliers. Pâles et transparentes, elles sont remplies par un noyau en tout semblable à ceux qui composent la première variété, et par des granulations très-fines. Ces granulations sont de plus en plus abondantes et condensées à mesure que l'on se rapproche du noyau. Ce noyau est généralement unique, quelquefois double. L'intervalle qui le sépare du corps de la cellule varie, tantôt le noyau est presque accolé à la circonférence, tantôt, au contraire, il existe un espace assez considérable rempli par des granulations moléculaires. Ce noyau est sans nucléole. Il fait quelquefois défaut.

Cet élément est peu modifié par le contact de l'acide acétique qui finit à la longue par le rendre plus transparent. L'eau n'y fait pas naître de mouvement brownien. Le phosphate de chaux n'exerce sur lui aucune influence. Sa paroi ne se resserre pas dans un liquide plus dense et ne prend pas de contour plus foncé.

Ces caractères chimiques, joints aux caractères extérieurs, sont suffisants pour distinguer cet élément du leucocyte, avec lequel on est souvent exposé à le confondre. Ajoutons que l'altération cadavérique décompose le corps de la cellule et le noyau se trouve par ce fait seul mis en liberté. Aussi trouve-t-on sur le cadavre un très-grand nombre de médullocelles, variété noyau.

On voit naître les médulloeelles dans le tissu osseux quelque temps après l'ossification des cartilages. Il se produit des cavités renfermant une matière amorphe, au sein de laquelle se forment des médullocelles. D'abord apparaissent les noyaux libres, et postérieurement la masse de la cellule autour des noyaux. La substance amorphe se produit simultanément autour de la moelle, et ce n'est que plus tard qu'apparaissent les granules.

L'hypergénèse de cet élément important peut donner naissance à des tumeurs d'un intérêt histologique très-grand, et dont on doit la connaissance exacte à M. le professeur Ch. Robin. Ces tumeurs paraissent résumer cette classe de cancers que l'on trouve plus particulièrement décrits sous le nom d'encéphaloïde des os. Relativement rares, ces néoplasies envahissent de préférence les os longs et les os courts, qu'elles détruisent souvent avec une très-grande rapidité. Sur 15 cas de cancer des os, rapportés dans la thèse de M. Ollier, 5 appartenaient à l'hypergénèse de cet élément ; les dix autres étaient formés par du tissu myéloplaxique. Sur les cinq premiers cas, deux appartenaient au fémur, un à la colonne vertébrale, un au pariétal. Dans le cas de tumeur du tibia, l'amputation ayant été jugée nécessaire, on trouva un ganglion poplité, gros comme une noisette, mou, pulpeux, et présentant au microscope les mêmes éléments que la tumeur principale. Ces tumeurs gardent plus ou moins l'aspect de la moelle normale dont elles proviennent constamment ; leur couleur est d'un gris rosé, leur consistance est un peu supérieure à celle de la moelle normale, la malaxation les désagrége facilement.

Ces tumeurs sont assez simplement composées au point de vue histologique : des médullocelles groupées les unes avec les autres ; une assez grande quantité de matière amorphe finement granuleuse destinée à maintenir les éléments principaux ; des capillaires plus ou moins nombreux formant des mailles irrégulièrement denses et serrées, auxquelles sont dues des différences de coloration : voilà ce qu'elles contiennent.

Dans ces néoplasies, tantôt les médullocelles appartiennent presque exclusivement à la variété noyau : le noyau diffère alors assez peu de ce qu'il est à l'état normal. Il est seulement plus volumineux ; encore cette augmentation ne dépase-t-elle généralement pas 1 millième de millimètre. Quelquefois il est dépourvu de nucléole, mais d'autres fois il en renferme et souvent même plusieurs. Tantôt ce sont les médullocelles, variété cellule, qui forment la masse, ou y prédominent comme élément fondamental. Leur volume est alors augmenté, leur forme est moins régulière, généralement plus polyédrique, à angles plus nettement accusés. Ces différences sont d'autant plus tranchées qu'on examine un tissu plus mou, plus friable et plus éloigné de la moelle. Leur noyau présente généralement un ou deux nucléoles.

2° Les myéloplaxes (μυελὸς, moelle ; πλὰξ, plaque, lame) sont des cellules sphériques et ovoïdes, ou irrégulièrement polyédriques, à un ou plusieurs noyaux, avec ou sans nucléole. Elles se présentent généralement à l'état de plaques ou de lames très-grandes, de formes variées, granuleuses, et pourvues d'un grand nombre de noyaux semblables à la variété cellule. Ces éléments ont été découverts par M. Robin en 1849 et très-complétement décrits par lui d'abord et ensuite par tous les histologistes qui se sont occupés de la moelle des os.

Les myéloplaxes ne sont nulle part très-abondantes à l'état normal. On les rencontre de préférence contre les parois diaphysaires des os longs, où leur forme est plus ou moins altérée par la pression que leur fait subir le tissu de l'os. Abondantes dans les os plats, elles sont aussi en grande quantité dans le tissu spongieux des épiphyses que dans la moelle diaphysaire. C'est surtout dans la moelle qui adhère aux cartilages d'ossification qu'on les découvre plus facilement. Les canaux de Havers, la face interne du périoste, les canaux vasculaires des cartilages en présentent une notable quantité.

Elles sont beaucoup plus abondantes à l'état pathologique. Les fongosités articulaires des tumeurs blanches en contiennent un grand nombre, surtout quand elles ont pour origine le tissu médullaire. Elles existent encore dans les chondromes, dans les tumeurs fibro-cartilagineuses, dans les épithéliomas de la face adhérente aux os et aux périostes, etc. M. Ch. Robin en a trouvé jusque dans les kératomes, dans certaines formes d'hypertrophie ganglionnaire et dans certaines tumeurs grisâtres et plus ou moins compactes du péritoine..

Il existe deux variétés de myéloplaxes qui sont :

a. La variété myéloplaxe à noyaux multiples, caractérisée par son volume considérable, sa forme irrégulière, son contour dentelé, à prolongements ramifiés, etc. ;

b. Et la variété cellule proprement dite, affectant la forme sphérique ou ovoïde, et plus souvent encore une forme polyédrique plus ou moins irrégulière. Ces cellules renferment un ou deux noyaux semblables à ceux des myéloplaxes à noyaux multiples.

Ces éléments ont des dimensions variables. Les plus petits ont de 12 à 27 millièmes de millimètre en tous sens si elles sont sphériques, en longueur et en largeur s'ils affectent la forme polygonale. Leur épaisseur peut descendre à 7 ou 8 millièmes de millimètre. La variété à noyaux multiples offre de 30 à 60 millièmes de millimètre en longueur, quelquefois même cette dimension va jusqu'à 1 et 3 dixièmes de millimètre. Dans ces cas la largeur est un tiers, un quart, ou un cinquième du plus grand diamètre. L'épaisseur est généralement moins considérable.

Sous le microscope, ces éléments ont une teinte grisâtre à reflets rougeâtres. Ils sont plus ou moins transparents suivant leur épaisseur et la quantité de leur matière granuleuse.

Ils sont peu consistants et peu élastiques ; ils se laissent facilement écraser entre les lames de microscope et ne reprennent pas leur forme première.

L'eau n'a pas d'action sur les myéloplaxes. L'acide acétique dissout leur matière granuleuse et rend leurs noyaux plus évidents. L'acide chlorhydrique a une action opposée ; elle rend les granulations plus foncées et consécutivement les noyaux plus difficiles à découvrir. C'est là son premier effet, mais plus tard il attaque les noyaux et la masse tout entière. L'acide sulfurique pâlit les myéloplaxes, les gonfle et finit par dissoudre leurs noyaux. L'ammoniaque a une action identique. Aucun réactif chimique ne dissout complétement cet élément.

Les myéloplaxes multinucléés se distinguent trop facilement des médullocelles pour qu'on ait besoin d'étudier les caractères distinctifs de ces deux éléments ; mais il n'en est pas de même pour la variété cellule, cette dernière diffère de la médullocelle qu'elle accompagne constamment par un noyau ovoïde et non sphérique, à nucléole ; par des granulations plus fines et plus uniformes, enfin par un volume plus considérable et par une transparence plus grande.

Les myéloplaxes se décomposent promptement par la mort. Elles deviennent plus granuleuses et plus opaques ; leur noyau devient d'abord diffus et finit par se dissoudre complétement. Leur surface se couvre de prolongements vésiculiformes, remplis par l'eau de la préparation qui a pénétré dans leur intérieur par endosmose à travers les parois qui sont d'une ténuité extrême, et s'est mêlée à la matière granuleuse de l'élément.

Les éléments de la variété à noyaux multiples ne présentent pas de cavité distincte de leur paroi. Ils forment une masse homogène, transparente, uniformément parsemée de très-fines granulations grisâtres. Suivant que ces dernières sont plus ou moins abondantes, l'élément jouit d'une transparence plus ou moins grande. Outre ces granulations on rencontre quelquefois dans les myéloplaxes, surtout à l'état pathologique, une quantité assez considérable de granulations graisseuses qui donnent à l'élément une teinte jaunâtre plus ou moins uniforme.

Les noyaux sont un élément presque constant des myéloplaxes; quelquefois cependant ils manquent et la myéloplaxe n'offre plus alors qu'un champ uniforme de granulations très-nombreuses. Le nombre des noyaux varie de 1 à 40; il n'est pas en rapport avec les dimensions de l'élément; telle myéloplaxe à petit diamètre en contient davantage que telle autre à diamètre plus considérable. Ces noyaux sont le plus souvent plus rapprochés du centre que de la périphérie. Quelquefois ils sont écartés et épars; d'autres fois ils sont régulièrement agglomérés les uns à côté des autres; enfin ils peuvent couvrir toute la surface des éléments.

A l'état pathologique les myéloplaxes affectent des dimensions beaucoup plus considérables qu'à l'état normal. Leur contour est moins net, beaucoup plus irrégulier, et muni de prolongements et d'appendices quelquefois considérables. D'autres fois ce contour est déchiqueté et comme déchiré; l'irrégularité de la forme se prononce davantage, et l'on a des myéloplaxes qui peuvent acquérir des formes très-variées. Indépendamment de ces déformations on constate des stries longitudinales qui tranchent au milieu des granulations, et qui d'autres fois se remarquent seulement à la périphérie.

L'irrégularité de la plaque se reflète sur le noyau; il est ovoïde, mais plus ou moins allongé, et à contour moins régulier qu'à l'état normal. Parfois même ce contour est dentelé, ondulé ou flexueux. Mais les principales modifications du noyau portent sur leurs diamètres et leur nombre.

De 7 à 10 millièmes de millimètre, qui est le diamètre normal, ils peuvent atteindre 12 à 14 millièmes de millimètre de longueur. Ils sont généralement plus pâles et renferment constamment ou presque constamment un nucléole, tandis que ce dernier manque sur les éléments normaux. Ce nuléole est sphérique et quelquefois allongé.

Le nombre des noyaux à l'état pathologique est toujours plus considérable qu'à l'état normal. M. Broca a compté jusqu'à 100 noyaux dans la même myéloplaxe.

Les myéloplaxes naissent au moment où le tissu osseux résorbé commence à se transformer en cavités médullaires. Elles naissent par genèse, et cette genèse continue pendant toute la période de l'ossification et de l'accroissement des os.

Sous certaines influences très-mal connues, ces éléments prennent un développement exagéré, et leur hypergénèse constitue des tumeurs très-intéressantes à étudier et bien connues au point de vue histologique, seulement dans ces derniers temps. Le tissu qui forme ces tumeurs est remarquable par sa consistance charnue, sa couleur d'un rouge musculaire prononcé; il est remarquable par une homogénéité et une friabilité particulière aux tissus dépourvus de fibres, caractères différents de ceux de la moelle. Ces éléments peuvent naître par génération hétérotopique; ils peuvent se montrer là où on ne les trouve pas normalement, mais alors ils ne sont guère qu'accessoires.

Les tumeurs à myéloplaxes qui comprennent un grand nombre de tumeurs connues anciennement sous les noms de tumeurs hématiques des os (Velpeau), de tumeurs fongueuses sanguines (Roux), de fongus hématode (Dupuytren), occupent de préférence les os plats et les extrémités des os longs. Elles sont incomparablement plus fréquentes chez les jeunes sujets que chez les sujets adultes et chez les vieillards, où elles sont très-rares. Leur âge d'élection est donc tout à fait différent de celui des autres tumeurs cancéreuses, et elles pourraient être regardées à cet égard comme le cancer de la première période de la vie.

Une particularité non moins importante, c'est qu'elles envahissent dans les os longs les points où la nutrition se fait le plus activement. Elles siégent de préférence au niveau des épiphyses, et parmi les épiphyses les plus fréquentées par le mal se trouvent celles qui servent à l'accroissement des os longs. C'est effectivement à la partie supérieure du tibia qu'on observe le plus souvent l'hypergénèse des myéloplaxes, c'est aussi pour l'extrémité inférieure du fémur que ces néoplasies paraissent avoir une prédilection relative. Au membre supérieur les choses changent complétement : ce sont les extrémités scapulaire et carpienne du segment thoracique qui servent à son accroissement; aussi observerons-nous que le coude est bien rarement le siége des néoplasies myéloplaxiques, et que l'extrémité humérale supérieure ainsi que les extremités cubitale et radiale inférieures ont presque l'exclusif privilégede ces dangereux processus pathologiques. On pourrait donc poser comme loi presque absolue : *que ces néoplasies ont avec l'accroissement du système osseux les rapports les plus intimes, et qu'elles apparaissent presque toujours là où l'activité nutritive est le plus considérable, c'est-à-dire dans les épiphyses qui se soudent les dernières au corps de l'os.*

En 1860, M. E. Nélaton a fait sur les tumeurs à myéloplaxes une thèse remarquable. L'anatomie pathologique y est faite avec un soin extrême; elle ne laisse rien à désirer et nous doutons qu'on y ajoute quelque chose par la suite. C'est donc à lui que revient le mérite d'avoir fait l'histoire anatomique de ces tumeurs, jusqu'alors si mal comprises; mais nous croyons qu'il en a singulièrement exagéré la bénignité. De ce que les éléments myéloplaxiques se trouvent dans des néoplasies peu graves, il nous paraît trop absolu de conclure que partout où elles se présenteront comme élément principal, il n'y aura pas à redouter les dangers si grands de la récidive et de la généralisation. Personne ne contestera que les productions morbides volumineuses qui envahissent si fréquemment les deux maxillaires ne soient de la plus grande gravité, à tous égards, malgré les étonnantes opérations dont l'art moderne s'est enrichi. Personne, bien évidemment, ne peut se refuser à admettre la récidive de ces masses pathologiques comme fréquente; cependant toutes ces tumeurs, à de bien rares exceptions, reconnaissent comme base fondamentale le tissu myéloplaxique, jugé à tort si bénin. En généralisant autant, nous ne craignons pas d'être taxé d'exagération; car, parmi les tumeurs solides des os maxillaires, il en est bien peu qui se forment aux dépens de l'épithélium et du tissu conjonctif.

La récidive, pour être moins fréquente dans les os longs, n'en est pas moins démontrée. Sans avoir vu beaucoup de tumeurs à myéloplaxes, nous avons eu cependant l'occasion de rencontrer deux faits très-importants au point de vue de la récidive. Ces faits portent avec eux un trop précieux enseignement pour que nous les passions sous silence.

Le premier a été observé chez une petite fille de 12 ans, affectée d'un ostéosarcome de l'extrémité supérieure du bras qui nécessita la désarticulation de l'épaule. La tumeur, examinée au microscope par des yeux très-habiles, se trouva être un type parfait de tumeur à myéloplaxes. La petite fille quitta l'hôpital, guérie en apparence, et trois mois après elle succombait à une épouvantable généralisation cancéreuse. Nous regrettons que la nature et le plan de ce travail ne nous permettent pas de rapporter *in extenso* cette observation fort longue du reste. Elle nous frappa d'autant plus qu'elle s'offrit à nous au moment même où le travail de M. E. Nélaton mettait tout en œuvre pour nous inspirer une complète sécurité.

Le second fait est plus intéressant encore, car il nous a permis d'assister à une période du mal que nous croyons pouvoir très-probablement considérer comme la première période de sa généralisation. Ici le processus morbide a pris la voie des veines pour infecter l'économie, fidèle en cela à une des lois du cancer bien démontrée par M. Broca. Nous citons ce fait dans tous ses détails; il est assez exceptionnel pour qu'il nous force à nous écarter un peu de notre programme ; notre excuse sera dans son extrême importance. C'est à la bienveillante obligeance de M. Gayet, chirurgien en chef désigné de l'Hôtel-Dieu de Lyon, que nous le devons. Nous le remercions vivement de nous avoir autorisé à en faire bénéficier notre œuvre inaugurale.

Médullôme du tibia ; triple manifestation ; infiltration à travers les veines de la matière cancéreuse ; amputation de la cuisse ; mort six mois après.

Pascal Morel, cantonnier à Dessine (Isère), a toujours joui d'un excellente santé. Au mois de septembre 1862, il s'aperçoit d'une petite tumeur indolente siégeant à la partie majeure et interne de la face sous-cutanée du tibia droit. Cette tumeur, qu'il attribue à un coup de pierre reçu quatre mois auparavant, lui paraît rouler sous le doigt, et, sans s'inquiéter autrement, il continue à travailler; néanmoins le mal s'accroît, et, à la fin de janvier 1863, il a fait de tels progrès, que Morel se décide à entrer à l'Hôtel-Dieu, salle Saint-Louis, n° 13.

Je constate alors que la jambe droite de cet homme est déformée par une tumeur située au tiers supérieur du tibia, dont elle prolonge en dedans la face antérieure, tandis qu'elle dessine nettement les limites supérieure et inférieure et en arrière se perd insensiblement dans le mollet. Bien qu'assez régulièrement arrondie, cette masse présente en bas et en dedans une bosselure de la grosseur d'un œuf de poule.

La peau de la région est saine, médiocrement tendue; çà et là rampent quelques veines bleuâtres et dilatées, qui tranchent par leur coloration sur la blancheur des téguments.

La jambe, prise dans sa partie la plus volumineuse, mesure $0^{m},39$ cent. de circonférence.

La palpation révèle mieux encore les limites du mal. La tumeur, laissant intacte toute la face antérieure de l'os, semble se continuer avec son bord interne, à trois travers de doigt au-dessous de la tubérosité; le bord toutefois est un peu noyé dans la masse, ce qui explique en haut et en bas le ressaut constaté à simple vue. La face antérieure du néoplasme se continue, je le répète, avec celle du tibia, et en arrière les tissus morbides plongent dans les masses musculaires du mollet, si bien qu'en tendant le triceps, on voit son relief se dessiner sur la tumeur.

Quant aux muscles de la couche profonde, il est impossible de se renseigner à leur égard. Tous les mouvements de la jambe et du pied sont normaux et réguliers; pas d'œdème ni de trouble circulatoire; je constate seulement, de ce côté, une chaleur plus grande que l'autre.

En présence de tous ces signes, joints à la solide consistance de la tumeur, je ne pouvais douter qu'elle n'eût son point de départ dans l'os, ou tout au moins dans le périoste, qu'elle ne fût de nature maligne et que l'amputation ne fût la seule ressource à lui opposer.

Le moment, du reste, semble favorable : l'état général est parfait, le système ganglionnaire est encore intact, et l'indolence de la tumeur a laissé jusqu'ici au malade le sommeil, l'appétit et le repos; mais celui-ci, qui ne s'est point fait une idée de la gravité de son état, se refuse obstinément à toute intervention efficace.

Après l'avoir soumis pendant quelques jours, et sans espoir de succès, à l'usage de l'iodure de potassium, je le laisse partir le 26 janvier, bien sûr de le revoir tôt au tard.

En effet, dans le courant de mars, il vient à la consultation gratuite, mais armé de béquilles, parce que sa jambe ne peut plus le soutenir. Sa tumeur a beaucoup grossi, les chevilles sont empâtées et très-douloureuses, et l'état général profondément altéré.

Enfin, le 28 avril 1863, Morel rentre à l'Hôtel-Dieu, décidé à l'amputation, mais dans des conditions infiniment moins bonnes qu'auparavant. Il est affaibli à un degré extrême, il a le teint jaune-paille caractéristique; sa jambe, qui mesure 0^{m},48 cent., est incessamment traversée de douleurs lancinantes qui ne lui laissent plus aucun repos. La peau, amincie et luisante, est çà et là rouge violacée, près de se rompre. La tumeur n'a point changé de forme, et quoique très-ramollie, elle ne présente nulle part ni fluctuation ni bruit de souffle.

Le pied et le bas de la jambe sont œdémateux; il existe, à quelques centimètres au-dessus de la cheville, dans un point où le malade dit avoir beaucoup souffert, une mobilité anormale.

Malgré tous ces désordres, les ganglions de l'aine sont intacts.

Dès lors l'amputation de la cuisse est décidée; je la pratique le 4 mai, au tiers supérieur, par la méthode circulaire. L'opération ne présente rien de particulier, sinon la ligature nécessaire de la veine fémorale, circonstance que je tiens à noter ici, à cause de l'importance qu'on lui verra prendre plus loin.

Examen de la pièce pathologique.

La peau se dissèque avec facilité et découvre ces veines dilatées que l'on avait vues ramper au-dessous d'elle; l'aponévrose jambière est saine; fixée sur les deux bords du tibia, elle bride à la fois les muscles et la tumeur.

En arrière, les jumeaux sont étalés sur cette dernière, et l'on peut sans peine les suivre jusqu'à leurs insertions supérieures; il n'en est pas de même du soléaire, dont les attaches tibiales vont se perdre dans le tissu pathologique. A mesure qu'on s'en rapproche, la fibre musculaire devient pâle, infiltrée, et se transforme peu à peu en une production d'apparence fibreuse. Il en est de même pour tous les muscles de a couche profonde qu'il est impossible de retrouver. Le péroné est intact.

La tumeur elle-même, qui se perd ainsi dans le mollet, sans limites bien arrêtées, est au contraire nettement circonscrite en avant; là elle est enveloppée par une poche fibreuse, formée par le périoste, dont elle s'est coiffée en grandissant, et qui la comprime si bien qu'à la première incision elle fait brusquement hernie au dehors.

On voit alors une sorte de plasma rouge grisâtre, gorgé de sucs, mou, et que la pression entre les doigts résout en une mince couche de trame conjonctive. Des arborisations vasculaires fines et élégantes se voient en grand nombre, ainsi qu'une multitude de petits foyers apoplectiques qui témoignent de la mollesse des tissus.

C'est sur le bord interne du tibia qu'est fixée la tumeur; c'est là qu'est son point d'origine; aussi le bord est-il choisi pour y faire passer un trait de scie, qui partage l'os dans toute sa longueur, mettant ainsi le canal médullaire en évidence.

Cette préparation révèle des altérations, les unes soupçonnées avant l'opération, les autres inconnues; je décris les unes et les autres en procédant de haut en bas :

1° Dans l'épiphyse supérieure et un peu dans la diaphyse existe une cavité du volume d'une mandarine, pleine d'une pulpe rougeâtre, finement arborisée, semée de foyers apoplectiques.

Le tissu spongieux de l'os cesse brusquement sur les limites de la cavité, et des lamelles irrégulièrement détruites donnent aux parois un aspect rugueux. Tout autour, une zone rougeâtre le sépare des parties restées saines, quoiqu'un peu raréfiées et graisseuses.

2° A la réunion des deux tiers inférieurs du tibia avec le tiers supérieur, seconde cavité oblongue, formée aux dépens du canal médullaire agrandi, remplie d'une substance identique à celle que j'ai décrite plus haut et qui se continue d'une façon très-remarquable avec le reste de la tumeur. Il n'existe en effet, à ce niveau, aucune ouverture pour établir largement la communication des deux produits morbides; il y a seulement une sorte de vermoulure du tissu compacte dont le parenchyme est perforé d'une multitude de pertuis fins et tortueux.

3° Enfin, à 8 centimètres au-dessus des malléoles, se trouve une troisième cavité ou élargissement du canal médullaire, aux dépens de ses parois amincies. Ces dernières paraissent même comme éclatées par l'expansion du néoplasme, car elles sont rompues en larges et minces esquilles, tout à fait séparées les unes des autres.

Dans le canal central du tibia, les portions de moelle qui séparent les foyers morbides sont jaunes et complétement graisseuses.

Les vaisseaux présentent sans contredit une des particularités les plus intéressantes de cette observation.

Au moment de l'autopsie, en pressant le soléaire, je vois sourdre de tous les points de son épaisseur une matière analogue à celle du tissu morbide, et avec un peu d'attention, je finis par reconnaître qu'elle sort par les orifices béants des veines du muscle, poursuivant alors les vaisseaux dans toutes les directions.

La veine tibiale postérieure s'est creusée sur la tumeur un sillon auquel aboutissent, par d'autres sillons, toutes les veines afférentes venues soit des organes, soit du système sous-cutané avec lequel elles établissent des communications. Toutes sont remplies au point d'en être distendues par la matière cancéreuse qui adhère assez fermement à leurs parois et ne peut en être détachée que par une traction assez forte. Le bouchon pathologique remonte dans la veine poplitée, à une hauteur que je ne puis malheureusement pas préciser, la pièce ayant été mutilée à un moment où l'on ne s'attendait pas à rencontrer si loin de pareilles lésions; toutefois, je puis affirmer qu'il dépassait le creux du jarret, sans atteindre le lieu de l'amputation, puisque j'ai dû pratiquer en ce point la ligature de la veine.

Un autre désidératum, suite de cette fâcheuse mutilation, c'est le rapport qu'affectait avec la circulation le néoplasme intra-veineux. Était-il directement en contact avec elle? ou était-il séparé par un caillot? Cette dernière opinion me semble la plus probable, car c'est ainsi que la chose se passait dans l'une des veines qui font communiquer le système veineux profond avec le superficiel. Il n'y a pas, du reste, de raisons de croire que les choses doivent ici être autrement que dans les cancers axillaires, cervicaux et autres, dans lesquels les poussées intra-veineuses sont toujours coiffées par des caillots.

Examen microscopique.

Cet examen a été fait avec le plus grand soin par M. Dubuisson Christôt, alors interne des hôpitaux; il a été répété par plusieurs personnes habituées à ce genre de recherche, et je l'ai repris moi-même, en vue d'objections qui m'avaient été faites à propos de l'identité des tissus au dedans et au dehors des veines. Il a démontré à tous :

1° Des myéloplaxes à grandes dimensions, avec contours réguliers, noyaux volumineux pourvus de nucléoles brillants;

2° Des médullaires et des noyaux libres abondants surtout à la périphérie des foyers supérieurs et inférieurs du tibia;

3° Des globules sanguins plus ou moins altérés;

4° Des éléments conjonctifs à divers degrés de transformation.

Les préparations restent invariablement les mêmes en quelque point qu'elles soient faites, en dedans ou en dehors de l'os et des veines infiltrées.

J'ai peu de chose à ajouter à cette observation.

La plaie a marché lentement, sans accident, à la cicatrisation.

Le 6 juin, le malade a pu se lever en s'appuyant sur des béquilles, et comme, vers le 15 du même mois, les forces me paraissaient languir, et le travail de cicatrisation s'arrêter, je conseillai au malade de retourner chez lui, ce qu'il accepta avec empressement.

J'ai appris depuis que ce malheureux, dénué de tout et privé de soins, avait succombé aux suites d'un abcès développé dans l'épaisseur de la fesse. Il est mort au commencement de l'hiver, c'est-à-dire six mois après l'opération.

N'est-ce pas là la marche d'une affection cancéreuse et d'une affection cancéreuse de la pire espèce. La récidive n'a pas eu lieu, la chose est du moins très-probable, mais six mois seulement s'étaient écoulés entre l'instant de la mort et celui de l'opération. Serait-elle arrivée, comme dans le premier cas ? c'est possible ; cependant nous ne pouvons rien affirmer à ce sujet. Quoi qu'il en soit, le mal a marché d'une façon presque foudroyante, quelques mois ont suffi pour amener une augmentation considérable dans la tumeur, avec pénétration dans le système circulatoire et une débilité profonde dans l'organisme. Ce n'est pas autrement que procèdent les cancers les plus justement redoutés.

Reprenons maintenant l'étude des autres éléments accessoires de la moelle.

3° La *substance amorphe* du tissu médullaire se trouve en plus grande quantité chez le fœtus que chez l'adulte. Elle est aussi plus abondante dans le tissu spongieux que dans la moelle des os longs.

Elle est rougeâtre, finement granuleuse, demi-transparente, et se liquéfie rapidement après la mort. Cette dissolution explique en partie l'état de diffluence très-grande que présente la moelle de certains cadavres.

4° Les *vésicules adipeuses* n'existent pas dans l'âge fœtal de la moelle. Elles ne se montrent qu'après la naissance, et ce n'est guère qu'à partir de dix ou douze ans qu'elles envahissent en grand nombre les éléments anatomiques de la moelle. Elles ont sur les médullocelles une action élective, et se multiplient si bien qu'elles finissent par occuper la première place dans l'organisation médullaire. Ces cellules ont de $0^{m},035$ à $0^{m},07$; il n'est pas rare d'y rencontrer un noyau. Elles sont groupées les unes avec les autres sans cependant constituer de lobules distincts.

5° *La trame fibrillaire* est plus appréciable, sur le trajet des gros vaisseaux et sur la périphérie de la moelle que partout ailleurs. Cette trame existe à peine dans le tissu spongieux si ce n'est dans les parties où la moelle est rassemblée en grande abondance. Elle est constituée par des fibres lamineuses très-fines, lâches, et formant aux autres éléments un canevas délicat. L'existence de fibres élastiques n'y a pas été constatée.

Achevons cet exposé par l'étude des vaisseaux et des nerfs de la moelle des os longs.

6° *Vaisseaux de la moelle des os longs.* — Les anciens anatomistes étaient loin de supposer la grande vascularité du tissu osseux ; ils croyaient les phénomènes du nutrition peu actifs dans le squelette, et peu s'en fallait qu'ils ne fissent de l'os un organe semblable aux corps inorganiques. Les travaux de Havers, de Ruysch, de Bichat, de Bertin, désillèrent bien les yeux, mais ce ne fut guère qu'à partir des remarquables recherches de Gerdy qu'on se décida à placer le tissu osseux parmi les plus vasculaires, et dès lors fut changée la face de son histoire physiologique et pathologique.

Les vaisseaux de la moelle des os longs forment dans ces organes un appareil central de nutrition dont l'intégrité paraît nécessaire à la vie de la diaphyse. Ils ont avec les vaisseaux du périoste de nombreux rapports physiologiques, rapports trop souvent oubliés, peut-être, et dont l'étude peut donner la clef de bien des phénomènes méconnus jusqu'ici. Les plus volumineux de ces vaisseaux pénètrent dans la moelle par le canal nourricier de la diaphyse et portent le nom de *vaisseaux nourriciers*. Les autres émergent dans le tissu médullaire après avoir sillonné les innombrables canaux de la substance compacte, enfin les troisièmes circulent dans les extrémités épiphysaires.

a. Les vaisseaux nourriciers se composent d'une artère (*artère nourricière, artère nutricière, artère médullaire, artère diaphysaire*) et d'une veine. Cette dernière est le plus souvent unique, quelquefois on en rencontre deux. Ces vaisseaux ont un volume proportionnel à l'importance de l'os qu'ils nourrissent et à l'âge du sujet. Ils varient aussi suivant les états pathologiques de la moelle.

L'artère diaphysaire pénètre dans le canal nourricier de

l'os où elle se divise en deux branches principales. Chemin faisant, elle donne aux parties profondes du périoste et au tissu compacte un certain nombre de rameaux, dont Duverney avait déjà bien constaté l'existence. Ces rameaux sont d'une injection très-difficile, et leur ténuité explique suffisamment la réserve que certains auteurs ont gardée à leur égard. Dans son parcours à travers le tissu compacte, l'artère est assez intimement unie aux veines nourricières et aux nerfs par un tissu lamineux assez résistant, qui forme du tronc vasculo-nerveux un ensemble compacte qu'il n'est pas toujours facile d'isoler du tissu osseux, quelles que soit les précautions que l'on prenne pour faire éclarer l'os, et à en isoler les fragments. Les deux branches de l'artère diaphysaire, l'une ascendante, l'autre descendante, se ramifient, par dichotomie, en un très-grand nombre de rameaux qui, après avoir parcouru un trajet généralement assez long, vont s'anastomoser avec les vaisseaux artériels du second et du troisième ordre. Une chose remarquable, c'est le volume considérable que les deux divisions de l'artère médullaire conservent pendant la plus grande partie de leur trajet, malgré le grand nombre de collatérales qu'elles fournissent. Cette disposition a été rendue très-sensible dans les planches du grand atlas d'anatomie de MM. Bourgery et Jacob.

b. Les artères du second ordre sont logées dans les canaux qui leur sont creusés aux extrémités des os, canaux que nous avons longuement étudiés dans la première partie de ce travail. Elles sont plus particulièrement destinées à la substance spongieuse dans laquelle elles se trouvent abondamment répandues. Après un trajet long, tortueux, quelquefois spiroïde, elles finissent par s'anastomoser avec les artères mêmes des deux autres sources.

c. Enfin les artérioles de troisième ordre pénètrent de la face profonde dans les canalicules de Havers et se ramifient dans la moelle en conservant un volume relativement considérable.

De cet ensemble angéiologique résulte un réseau de vaisseaux beaucoup plus larges que ceux du périoste et qui souvant même ont un diamètre double. Ces vaisseaux médullaires sont au-dessus des capillaires et par leur volume et par leur charpente musculaire très-évidente. Ceux qui sont le plus mal partagés possèdent une couche de tissu conjonctif et d'épithélium. Les rameaux les plus fins ont de $0^{m},009$ à $0^{m},011$ de diamètre. Ils forment entre eux des mailles polygonales à angles arrondis, mailles n'ayant que deux ou trois fois les dimensions des vaisseaux eux-mêmes. Aux points où ils se divisent on constate une dilatation en sinus bien évidente. Ces mailles vasculaires se continuent avec des veines qui, tout d'abord très-fines, deviennent promptement volumineuses et ont pour aboutissants : *a*. la veine nourricière, *b*. les veines qui accompagnent les artères du second groupe, *c*. les veines plus volumineuses qui occupent les canaux variqueux.

Toutes sont autant munies de valvules que n'importe quelles veines ; aussi l'injection par les troncs s'étend rarement à quelque distance et ne pénètre presque jamais dans les branches. Les veines des deux premières espèces accompagnent les artères auxquelles elles correspondent et finissent en se réunissant ensemble, par former des troncs plus ou moins volumineux qui vont se jeter dans les veines voisines. Les veines du troisième ordre nous paraissent mériter une mention toute spéciale.

Ces veines réduites à leur paroi interne sont, comme nous l'avons déjà vu, directement appliquées sur la paroi des canalicules variqueux ; elles sont ainsi constamment béantes et forment, après les amputations, des voies largement ouvertes au pus qui, en y pénétrant, va porter dans le système circulatoire le redoutable germe de l'infection purulente. Aussi est-il d'observation que les amputations qui intéressent les extrémités spongieuses des os longs sont plus fréquemment que les autres suivies d'abcès métastatiques.

Ces veines naissent du tissu de la moelle et de l'os par très-grand nombre de rameaux, branches, troncs, pour s'ouvrir dans les veines voisines par un orifice constamment plus petit que le calibre lui-même. La mince tunique qui les forme est repliée en une multitude de valvules. On ne peut moins faire que de rapprocher ces vaisseaux veineux des sinus crâniens. Les derniers ont une paroi fibreuse fournie par la dure-mère, les premiers ont une adhérence très-intime avec la paroi des canalicules osseux, si bien qu'ils ne peuvent exercer aucun mouvement et n'avoir par conséquent aucune action sur le sang qui la traverse.

Enfin, disons, pour être complet, que le sang est encore ramené de la moelle par une foule de petites veines très-ténues, qui présentent, avant de pénétrer dans le tissu compacte où elles se ramifient, une légère dilatation du sinus. Ces veines peuvent être considérées comme les veines satellites des artérioles qui cheminent dans les canalicules de Havers.

Les vaisseaux lymphatiques n'ont pas été démontrés dans la moelle des os. Cruiskank dit en avoir observé dans le corps d'une vertèbre ; Heckren en aurait aussi trouvé chez la cigogne. M. Sappey suppose qu'il doit en exister à cause de l'activité d'absorption dont jouissent les os, mais le grand nombre de vaisseaux veineux que nous venons d'étudier justifie parfaitement l'énergie de cet acte physiologique.

7° *Des nerfs de la moelle des os longs.* — Sœmmering, Wrisberg et Klint sont les premiers qui aient fait de sérieuses recherches sur les nerfs de la moelle des os. Cependant ces trois auteurs croyaient que tous les rameaux nerveux qu'ils avaient observés étaient destinés aux artères. MM. Duméril, Cruveilhier, Rouget, Kölliker et Schiff ont enrichi cette question de précieuses données ; enfin dans ces derniers temps, M. Gros l'a éclairée d'un jour tout nouveau par ses beaux travaux de névrologie humaine et de névrologie comparée.

Comme les artères, les nerfs de la moelle des os longs peuvent se diviser en trois groupes :

a. Les nerfs du premier groupe pénètrent par le canal nourricier avec l'artère et la veine nourricières. M. Gros les a étudiés avec beaucoup de soin chez le cheval, où ils se présentent avec une disposition si constante et si régulière qu'ils peuvent servir de type à une description générale. Ces nerfs sont au nombre de deux : l'un, le supérieur, va à un ganglion que présente le canal nourricier à son origine et auquel se rendent deux anastamoses très-remarquables du vaste interne et du poplité. De ce ganglion, en ne tenant compte que des nerfs spécialement destinés à la moelle, partent : 1° un rameau peu volumineux qui va se rendre au nerf inférieur, nommé par M. Gros, nerf satellite inférieur de l'artère médullaire ; 2° un rameau plus considérable qui pénètre avec l'artère médullaire dans le canal nourricier pour constituer le nerf satellite supérieur de l'artère médullaire. Ce nerf s'anastomose avec le nerf satellite inférieur, et tous deux arrivant à la moelle, échangent un très-grand nombre de filets qui forment un plexus remarquable, d'où partent deux branches satellites plus petites pour chacune des bifurcations de l'artère nourricière. Ces branches se continuent dans les mêmes rapports sur les branches artérielles secondaires et on peut les suivre jusqu'à l'orifice des canalicules osseux à l'aide d'une simple loupe. Les radicules nerveuses les plus fines ne sont cependant pas toutes accolées aux vaisseaux, un très-grand nombre traversent les mailles du tissu médullaire ; elles ne forment pour la plupart que de rares anastomoses.

Telle est la disposition des nerfs nourriciers de la moelle chez le cheval. L'homme et les grands mammifères présentent un arrangement à peu près analogue, seulement le ganglion qui se trouve à l'entrée du canal nourricier est remplacé chez eux par des anastomoses plexiformes.

b. Aux extrémités, des rameaux nerveux très-ténus, s'introduisent dans les canaux nourriciers épiphysaires, y accompagnent l'artère et les deux veines qui les sillonnent et arrivent directement dans la substance spongieuse avec les vaisseaux de cette région. De là ils se ramifient dans l'organe médullaire et finissent par s'anastomoser avec les autres rameaux nerveux qui animent la moelle.

c. Signalons enfin des ramuscules plus fins encore qui s'introduisent dans les canalicules vasculaires de la substance compacte, se répandent dans les parois diaphysaires, et émergent très-probablement dans sa moelle, au moins pour les plus internes. Cette disposition n'est cependant point encore démontrée.

Le système médullaire contient donc une notable quantité de nerfs. Leur découverte est le fruit des beaux travaux des anatomistes que nous avons déjà nommés et des anatomistes allemands, à la tête desquels il faut ranger Luschka, Kobelt, Beck, Engel et Kölliker.

Les principaux de ces filets nerveux ont été suivis jusque dans les nerfs cérébro-rachidiens. Les nerfs diaphysaires du fémur, du tibia, de l'humérus, ont pu être rapportés aux nerfs cruraux, tibiaux, ischiatique et perforant de Casserius. Ces nerfs présentent dans leurs ramifications et dans leurs divisions la même apparence que les filets sensitifs des nerfs rachidiens. Les plus fins de ces rameaux sont composés d'une ou deux fibres nerveuses fines et d'une gaîne très-ténue, ou névrilème homogène. Kölliker a rencontré des corpuscules de Pacini sur les nefs des os avant leur entrée dans le corps de l'organe. C'est ainsi que le nerf du tibia lui a présenté un corpuscule à 4 millimètres de son conduit nourricier et que le premier métatarsien lui en a offert deux, dans le voisinage de ce canal.

Les nerfs sympathiques sont en bien plus grand nombre dans la moelle et doivent être placés en première ligne sous le rapport de l'importance. Quelques auteurs pensent même qu'ils sont les seuls que contienne le tissu médullaire ; mais les remarquables travaux que nous venons d'analyser tendraient à prouver le contraire. Il faut bien dire toutefois que, si la sensibilité des os est réelle, elle est très-obtuse, et se traduit généralement par un sentiment de brisement, de fatigue et de pesanteur dans les parties profondes des membres. Mais qu'une inflammation se déclare, que la moelle s'abcède, et immédiatement la sensibilité de la moelle se réveillera et procurera, dans le plus grand nombre des cas, des douleurs intolérables qui seront un des principaux caractères du siége de l'altération pathologique.

Quoi qu'il en soit, les filets sensitifs des os transmettent à la moelle épinière la notion de l'état où se trouve le système vasculaire, sa plénitude ou sa vacuité relative et peut-être aussi la connaissance des phénomènes intimes de la nutrition, les filets moteurs répondent par la contraction des artères et des veines. Ce sont probablement là les phénomènes principaux de l'innervation dans le tissu osseux.

Rappelons ici quelques faits expérimentaux qui nous paraissent ressortir naturellement de l'étude anatomique que nous venons de faire.

Bibra ayant sectionné les artères, les veines, les nerfs de la patte d'un animal, vit cependant la circulation se rétablir ; mais le membre subit une atrophie considérable, et la moelle des os, surtout celle des diaphyses, présenta des modifications remarquables. Elle s'était métamorphosée au point de présenter une diffluence considérable. Elle coulait à la section de l'os, et ressemblait à une sérosité rougeâtre, dans laquelle nageaient des éléments solides.

En 1854, M. Schiff présenta à l'Académie des sciences un mémoire sur le rôle des nerfs des os dans la nutrition de ces organes. Il voulut vérifier si leur section amenait des désordres de nutrition analogues à ceux que l'œil, le poumon, la langue subissent, quand ils sont privés de leur système d'innervation.

La section des nerfs qui se rendent au membre supérieur ou au membre inférieur amène une notable dilatation des petits vaisseaux du périoste et de la moelle. L'injection poussée par l'aorte abdominale fait voir du côté opéré un nombre beaucoup plus considérable de petits vaisseaux injectés que sur le côté opposé, parce que, de ce côté, la dilatation vasculaire permèt une pénétration plus facile à l'injection.

Les effets inévitablement produits sur la nutrition du système osseux par la suspension de l'influx nerveux devront nécessairement amener des altérations dans les os. Ces altérations seront d'autant plus marquées que la nutrition est plus ou moins active, que l'animal est par conséquent plus ou moins vigoureux et plus ou moins jeune. Il faut aussi distinguer des désordres produits sur les os et particulièrement sur la moelle, ceux qui résultent fatalement de l'immobilité complète, suite de la section des nerfs du membre.

M. Schiff a reséqué sur un chien adulte les nerfs sciatique et crural. L'animal, tué au bout de trois à six mois, a toujours présenté, du côté paralysé, une notable diminution dans le volume des pièces osseuses. Les crêtes et arêtes d'insertion sont devenues beaucoup moins saillantes, relativement même au volume de l'os malade. Les os paralysés étant calcinés ou macérés dans de l'eau chlorhydrique, on a trouvé qu'ils contenaient rélativement plus de trame organique et moins de parties inorganiques. Deux chats, examinés deux mois après l'opération, présentaient une minceur plus grande des parois diaphysaires des os privés d'innervation. La cavité médullaire était sensiblement agrandie. Les mêmes phénomènes furent observés chez un lapin soumis à l'expérience.

Chez une chienne qui avait les nerfs des membres inférieurs complétement arrachés, d'un côté seulement, on remarqua les précédentes altérations portées à un degré extrême. La diminution des particules inorganiques allait si loin que le col et l'extrémité inférieure du fémur, ainsi que l'extrémité supérieure des os de la jambe, étaient devenues mous et flexibles. Six mois après l'opération, cette chienne mit bas un petit qu'elle nourrit pendant un mois. Il est probable que l'état puerpéral, combiné avec la paralysie, a pu produire cette exagération dans les désordres. Cela est d'autant plus probable que l'état puerpéral produit seul une prédisposition au ramollissement des os. L'auteur de cette expérience croit qu'elle pourra mettre sur la voie de l'histoire physiologique de l'ostéomalacie.

Mais, chose curieuse, si au lieu de sacrifier les animaux seulement, cinq ou six mois après l'opération, on les laisse vivre un an ou dix-huit mois, on observe justement une altération contraire. Les os sont devenus plus gros du côté malade que du côté sain, cet accroissement de volume tient à ce qu'un tissu mou, poreux et spongieux, se trouve dans certains endroits superposé au tronc osseux préexistant qui est alors plus dur et plus blanc. C'est par le péroné que cette curieuse altération commence constamment. M. Schiff s'est bien assuré que, dans ces cas, les nerfs ne s'étaient pas régénérés.

Si au lieu d'opérer sur des animaux adultes, on choisit de jeunes animaux, déjà au bout de quelques semaines on observe un notable accroissement de volume du côté paralysé. Le périoste y est très-épaissi, composé de plusieurs couches très-vasculaires, dont les plus profondes sont en voie de transformation osseuse, et sont intimement confondues avec la surface de l'os. Ce tissu est très-incomplétement transformé; il est mou, comme fibro-cartilagineux, et contient de larges espaces remplis par du tissu médullaire. Si on l'incise, on ne tarde pas à tomber sur une lame osseuse plus résistante, qui représente l'os préexistant dont l'épaisseur a constamment diminué. Cette hypertrophie est d'autant plus accentuée que l'animal est plus jeune et que ses os par conséquent se trouvent plus près de leur période d'accroissement.

M. Schiff distingue soigneusement les désordres produits par l'immobilité de ceux consécutifs à l'altération de nutrition provenant de la paralysie des nerfs vasculaires.

L'atrophie et la minceur plus grande des os paralysés sont le fait de l'immobilité elle-même, et la preuve, c'est qu'en imprimant des mouvements suffisamment répétés au membre en expérience, on prévient cette double altération. M. Schiff a pu l'empêcher chez une grenouille dont le nerf sciatique avait été coupé, par l'application du galvanisme, une heure par jour seulement, pendant quatre mois.

Au contraire, l'hypertrophie est l'altération de la nutrition provenant de la paralysie des nerfs vasculaires. Elle se retrouve, sous une autre forme, dans les organes mous que l'on a privés de nerfs (exsudats du poumon de l'œil, etc.).

Ces deux actions contraires se contrebalancent pendant un certain temps ; l'atrophie tient tête à l'hypertrophie, et voilà pourquoi on est obligé d'attendre un nombre variable de jours, pour voir l'une ou l'autre de ces altérations se prononcer, et c'est suivant l'âge de l'animal que l'hypertrophie ou l'amincissement l'emporte sur la lésion opposée.

Cette dernière manière de voir est pleinement justifiée par l'expérimentation.

Les éléments médullaires varient beaucoup suivant les trois espèces principales de moelle que nous avons étudiées.

Ainsi la moelle fœtale est presque exclusivement composée de médullocelles et de vaisseaux. Les vésicules adipeuses y sont très-rares et peuvent manquer jusqu'à la naissance et quelquefois même plus tard.

La moelle gélatiniforme est caractérisée par la prédominance de la matière amorphe ; enfin, dans la moelle graisseuse, on trouve un nombre considérable de vésicules adipeuses qui peuvent même arriver à constituer la partie principale du tissu médullaire.

Il ne nous paraît pas sans intérêt de rechercher maintenant les modifications que l'inflammation imprime aux éléments du tissu médullaire. Nous extrayons les détails suivants d'une note publiée par M. Verneuil dans les *Bulletins de la Société de biologie.*

Un des premiers effets de l'ostéomyélite est la disparition de la graisse et l'hypersécrétion des cellules médullaires. Tantôt la moelle est filante comme du blanc d'œuf, visqueuse, d'une coloration rouge plus ou moins vive ; tantôt elle revêt la consistance et l'aspect de la gelée de coing très-dense et se laisse alors couper par tranches assez minces.

La moelle rouge, filante ou gélatiniforme, se compose d'un grand nombre de globules sanguins qui nagent librement au milieu d'un liquide riche en albumine, puis une très-notable quantité de cellules médullaires faciles à étudier et beaucoup plus abondantes que dans les os sains.

La matière grasse a en même temps si notablement diminué qu'on n'en rencontre quelquefois plus que 3 à 4 pour 100 au lieu de 70 à 80 pour 100, quantité qui constitue la proportion ordinaire du tissu médullaire du fémur d'un adulte sain. C'est surtout dans l'ostéomyélite aiguë que M. Verneuil a observé une grande prédominance des cellules médullaires. L'examen de deux moignons d'amputés de la cuisse lui ont permis de faire les remarques suivantes.

A quelques centimètres de la section de l'os, la moelle était d'un rouge vif, élastique, de la consistance d'une gelée assez épaisse. La coloration s'étendait à toute la longueur de l'os, en diminuant toutefois d'intensité vers la tête fémorale. La face interne du canal médullaire offrait cette disposition lamelleuse et ces ecchymoses violacées qui caractérisent l'ostéomyélite. Le tissu médullaire présentait :

1° Une très-faible proportion de graisse;

2° Une grande quantité de globules sanguins, moins abondants cependant que dans la moelle filante et visqueuse;

3° Des cellules médullaires formant à peu près la moitié de la masse. Ces cellules sont plus ou moins parfaites; les noyaux libres sont en très-grand nombre.

III.

DÉVELOPPEMENT DU TISSU MÉDULLAIRE DES OS LONGS.

L'importante question du développement du système osseux a été pendant longtemps l'une des plus discutées de l'histoire des tissus. En vain un grand nombre d'anatomistes éminents s'en sont-ils occupés, en vain a-t-elle fait le sujet de maintes controverses célèbres, une grand obscurité règne encore sur plusieurs points qui s'y rattachent. La moelle surtout n'a commencé à être bien étudiée dans sa genèse qu'à partir du XVIIIe siècle, et malgré les incessantes recherches dont elle a été l'objet depuis cette époque, l'histoire de son développement est loin d'être complète.

Haller, un des premiers, s'occupa de la partie de l'ostéogénie qui concerne le tissu médullaire. Nous pouvons faire bonne justice de la théorie qui régnait avant lui sur la genèse de la moelle. Elle expliquait le développement du tissu médullaire par la formation de cavités très-nombreuses au sein desquelles était sécrété un suc visqueux et une masse graisseuse qui ne tardaient pas à s'envelopper d'une membrane. La théorie de Boerhaave, qui faisait jouer aux vaisseaux un rôle au moins fort étrange, ne mérite pas non plus d'arrêter l'attention. Haller fut le premier à battre en brèche les idées de son illustre maître.

Le célèbre restaurateur de la physiologie moderne mit au service de l'ostéogénie son prodigieux esprit d'observation. Nous lui devons des données très-précieuses sur ce sujet, bien qu'elles aient été fournies presque uniquement par l'anatomie comparée. Son champ d'observation fut les os longs des vaisseaux, et nous croyons très-profitable de placer ici l'étude des différentes transformations qu'il suivit, pour ainsi dire, heure par heure sur le fémur d'un poulet.

C'est vers la 211e heure que le premier point osseux diaphysaire du fémur se montre, et c'est seulement vers le dixième jour que les vaisseaux nourriciers apparaissent. Le point d'ossification qui correspond à ces vaisseaux augmente rapidement de volume et se vascularise promptement. Alors l'artère nourricière peut être suivie jusqu'à la moelle qui se présente sous l'aspect d'un cordon mou et vasculaire. Les deux tiers de l'os environ paraissent ossifiés et d'innombrables vaisseaux y apparaissent. Des fibres osseuses s'étendent jusqu'aux épiphyses, à travers les cartilages, sous forme de lignes blanchâtres. Au quatorzième jour, on aperçoit des sillons rougeâtres qui les séparent les unes des autres. Ces sillons sont dirigés suivant l'axe de l'os; ils contiennent des vaisseaux. De l'artère nourricière naissent deux cercles vasculaires dont les rameaux augmentent successivement en nombre et en longueur. Ceux-ci se rencontrent soit dans la cavité médullaire de l'os, soit entre les lames qui le forment. Quelques-unes de celles-ci se séparent de la paroi osseuse pour donner naissance à la substance spongieuse. La surface de l'os présente alors des espèces de zones. Vers chaque extrémité on en voit une manifestement transparente; deux autres sont formées par les cercles vasculeux, et une cinquième, jaune et opaque, occupe tout à fait le centre. Les lames qui s'écartent des parois de la cavité médullaire pour former la substance spongieuse, sont d'autant plus nombreuses et plus longues qu'on les considère près des extrémités. L'os demande seize jours pour être complétement formé.

Tels sont les faits d'ostéogénie mis au jour par Haller. Les modernes n'ont eu qu'à en constater la rigoureuse exactitude; Scarpa et Howship n'ont ajouté que bien peu de chose à la description de leur prédécesseur. Bichat a eu le mérite de généraliser ces précieuses données à l'espèce humaine, chez laquelle il a montré que les phénomènes d'ossification étaient les mêmes, quoique se passant avec une lenteur bien plus grande. Il a surtout bien fait ressortir l'influence considérable que jouent à cette époque les vaisseaux nourriciers de l'os.

Toutefois, il faut bien l'avouer, ces données sont insuffisantes pour la solution de la question qui nous occupe, et il faut demander à l'histologie ce que l'anatomie descriptive est incapable de nous fournir. Nous nous voyons obligés de donner un rapide aperçu d'ostéogénie générale, sans lequel notre sujet manquerait certainement de clarté et courrait risque de rester inintelligible sur bien des points.

Au moment où chez l'embryon les cartilages d'ossification des os longs vont subir leurs transformations définitives, ils présentent à l'observateur d'importantes modifications. Ces cartilages sont formés par une agglomération de cellules cartilagineuses, résultat de la transformation des cellules embryoplastiques. Ces éléments cellulaires sont soutenus par une substance homogène, peu abondante d'abord, mais devenant petit à petit plus considérable à mesure que l'âge de l'embryon avance et que la période d'ossification est plus proche. Les dimensions des cellules ne tardent pas à devenir plus grandes, plus nombreuses, et le travail de transformation osseuse est précédé par une suractivité formatrice des plus remarquables. Les cellules doublent et triplent de volume et bientôt on les voit se segmenter et donner naissance à des cellules secondaires; ou bien elles servent à cette multiplication par le mode de génération endogène.

Dans une période plus avancée on aperçoit dans les points du cartilage un point plus foncé, plus obscur. Il est dû à un commencement de calcification du cartilage. Le dépôt calcaire se fait dans la substance fondamentale du cartilage, englobe les cellules cartilagineuses elles-mêmes et s'étend assez régulièrement dans tous les sens.

Pendant que ces phénomènes se produisent, les cavités cartilagineuses ne restent point inactives. Leurs bords comprimés par l'arrivée des corpuscules calcaires sont refoulés, ils se ratatinent, deviennent sinueux, anfractueux, et moins facilement insalubres ; bientôt ils finissent par disparaître complétement ou du moins par se confondre avec la paroi inorganique. Ces phénomènes peuvent se passer autour d'une cavité cartilagineuse, à cellule unique, mais quelquefois une même cavité renferme plusieurs cellules. Dans ce dernier cas on voit un dépôt uniforme se faire comme précédemment autour de la cavité mère, puis de chaque point de cette paroi partent des trabécules calcaires, qui séparent la cavité principale en cavités secondaires, conservant toujours entre elles une facile communication.

A ce moment de l'ossification, on voit naître sur les faces et les bords de la cavité des prolongements très-ténus, qui vont à la rencontre de prolongements analogues venant des cavités voisines, s'abouchent avec eux et constituent ainsi un système de canalicules très-fins qui parcourent toute l'étendue du tissu osseux. En même temps des appendices caudiformes se produisent à la surface de la cellule ou des cellules pour aller tapisser la surface des canalicules et se mettre en communication avec des prolongements analogues émanant des cellules voisines.

Telle est, dans ce qu'elle a de plus général, la formation du tissu osseux. C'est aux remarquables travaux de Virchow, Donders, Kölliker, Remak, Brandt et Gerlach que sont dues ces précieuses données histogéniques.

Ce n'est cependant pas la manière de voir de tous les histologistes. M. Ch. Robin croit que la cellule du cartilage disparaît pendant l'ossification ; Virchow a cependant découvert qu'après une macération suffisante dans l'acide chlorhydrique on parvenait à isoler le contenu de l'ostéoplaste sous forme d'une cellule à prolongements. De ces deux opinions quelle est la vraie?

Il serait intéressant d'étudier les différentes phases de cette difficile question, mais ce serait donner à ces quelques notions d'histogénie une étendue trop grande pour notre sujet et risquer de compliquer singulièrement une étude que nous nous sommes proposé d'éclaircir.

Pendant que ces intéressants phénomènes de calcification s'accomplissent, pendant que le cartilage se transforme en une masse très-dense, très-solide, et relativement compacte, d'autres modifications vont se produire parallèlement à celle-ci et donner naissance au tissu de la moelle.

A peu près à la fin du troisième mois de la vie fœtale on voit les vaisseaux s'étendre des points ossifiés dans les cartilages qui les limitent. Ils sont contenus dans des canaux dont les parois sont formées de cellules cartilagineuses, étroites et allongées. Chez un fœtus de 5 ou 6 mois, ces canaux mesurent en moyenne de $0^{m},04$ à $0^{m},09$. Ils procèdent du point osseux diaphysaire qui se montre le premier. Ces canaux, peu nombreux d'abord, ne tardent pas à devenir très-multipliés ; ils paraissent ne pas communiquer ensemble ; ils se terminent en cul-de-sac. Leur calibre est comblé par un ou plusieurs vaisseaux et par de la moelle fœtale (moelle du cartilage).

Ces canaux, désignés sous les noms de *canaux vasculaires des cartilages*, ou de *canaux des cartilages*, se forment par le ramollissement du tissu cartilagineux. C'est au sein de ces masses ramollies que naissent tout d'abord les éléments de la moelle (médullocelles et myéloplaxes), et ultérieurement des vaisseaux sanguins, qui souvent permettent de reconnaître une texture artérielle ou capillaire.

D'après Virchow les éléments de la moelle de ces canaux seraient le résultat de la transformation des cellules cartilagineuses qui préluderaient à cette métamorphose en prenant un aspect strié, une augmentation de diamètre et une forme granuleuse.

Ces canaux jouent un très-grand rôle dans la formation du tissu médullaire des os longs, peut-être même en jouent-ils un plus considérable que plusieurs micrographes ne veulent l'admettre, mais, quoi qu'il en soit, ce n'est pas là le mode habituel de formation des espaces médullaires, ils reconnaissent un type de développement plus général.

Sur les limites de l'ossification, dans une étendue de $0^{m},4$ à $0^{m},7$ de tissu compacte, on voit se creuser des cavités très-petites d'abord, mais augmentant de volume à mesure qu'on se rapproche du point osseux principal. Ces cavités sont à contour irrégulier, à prolongements mal limités, et comme coupées par des îlots de tissu compacte qui s'avancent dans leur intérieur. Elles grandissent rapidement en affectant un mode d'accroissement qui varie suivant les os et même suivant les points d'un même os où l'on considère la médullisation. Ainsi la partie centrale des os longs se creuse bientôt d'une grande cavité longitudinale, par la raréfaction de plus en plus grande du tissu compacte et progressivement par sa complète disparition.

Sur les limites du canal diaphysaire cette résorption est moins complète; elle se limite, se borne à la plus grande partie du système compacte, et reconnaît pour terme la formation d'aréoles plus ou moins larges, qui constituent le tissu réticulaire, spongieux, etc. Appliquons cette loi générale à toutes les parties du tissu osseux qui, tout d'abord compactes, seront plus tard destinées à loger des vaisseaux et d'autres éléments. Nous verrons se créer par ce mécanisme les canaux de Havers, qu'on a à tort regardés comme constitués par la superposition de plusieurs ostéoplastes, dont les parois en partie résorbées et soudées ensemble formeraient des appareils canaliculés. Le mode de genèse de ces canaux vasculaires de la substance compacte est donc le même que celui qui préside à la formation du canal de la moelle. La chose n'a rien que de très-naturel, car les canaux de Havers ne sont en définitive que des tubes médullaires à dimensions microscopiques, mais dont les éléments sont les mêmes que ceux qui peuplent la cavité des grands os. Dans les uns comme dans les autres on trouve un système vasculaire, plus ou moins complet, entouré de médullocelles, de myéloplaxes, de matière amorphe, de graisse, de nerfs même. Anciennement même on admettait que les canaux de Havers étaient tapissés par une couche de tissu conjonctif, dans laquelle il est aisé de reconnaître la membrane médullaire du canal diaphysaire des os longs. Enfin cette analogie sera encore plus frappante si l'on veut bien se rappeler que la moelle des canaux vasculaires subit des modifications analogues à celles de la moelle centrale, et que les transformations de la seconde sont toujours suivies de celles de la première.

Dès le moment de leur apparition les cavités médullaires sont comblées par une substance molle et de couleur rosée, qui est de la moelle fœtale. Les vaisseaux apparaissent en même temps et concurremment se forment les éléments de cette dernière. C'est ainsi que l'on voit simultanément apparaître des cellules et noyaux médullaires, des plaques et noyaux multiples, des granulations moléculaires et de la matière amorphe qui est souvent presque liquide et abondante.

Comment se forment ces éléments? Comment naissent-ils? A quel type de génération histologique les rapporter? Ce sont là autant de questions dont les solutions sont encore très-incertaines. Kölliker les considère comme des éléments secondaires résultant de la liquéfaction de la trame du tissu osseux après la disparition des corpuscules calcaires et de la transformation ultérieure de cette substance liquéfiée en éléments figurés. Nous avons déjà vu que, pour Virchow, les éléments médullaires pouvaient naître directement des cellules cartilagineuses, et cette manière de voir était déjà celle de Reichert. Ce dernier a signalé que dans beaucoup d'os d'oiseaux et d'amphibies, l'ossification procède de dehors en dedans, et qu'après la formation de la couche osseuse extérieure, il reste au centre de l'os un véritable cylindre de cellules cartilagineuses qui se transforment en éléments médullaires. Brandt admet cette dernière opinion ; Todd et Bowman se rangent à celle de Kölliker.

Pour Virchow, le tissu osseux n'est pas seulement dissous dans la production de la moelle ; il n'est pas non plus remplacé par un blastème et un exsudat quelconque. Le tissu existant se transforme immédiatement en tissu nouveau ; la dissolution de la substance osseuse n'est donc qu'une transformation de tissu.

Voici de quelle façon l'illustre professeur de Berlin s'exprime sur les métamorphoses qui peuvent donner naissance à la moelle et sur celles que la moelle elle-même peut subir : « Les cellules qui ont été produites par l'active prolifération des cellules de cartilages qui étaient uniques jusque-là, représentent la matrice de tout ce qui se produira dans l'axe longitudinal de l'os, et surtout pour le tissu osseux et pour le tissu médullaire. Il peut se faire que les cellules de cartilage se transforment directement en cellules médullaires et qu'elles restent dans cet état; il peut se faire qu'elles se changent d'abord en tissu osseux et ensuite en tissu médullaire ; enfin elles peuvent former d'abord le tissu médullaire et se transformer ensuite en tissu osseux. Tous ces tissus, si analogues et si voisins dans le fond, si différents et si éloignés l'un de l'autre dans leur aspect extérieur, peuvent subir des permutations variées. Lorsque la transformation médullaire se produit d'abord dans le cartilage, l'ancienne substance intercellulaire qui se trouve sur le bord de l'os commence par se ramollir ; une partie des capsules les plus voisines subit bientôt après une modification analogue, et les éléments cellulaires deviennent plus ou moins libres au milieu de cette substance fondamentale ramollie. Lorsque le tissu a subi cette transformation, sa réaction chimique est en même temps modifiée; on obtient toujours la réaction bien nette de la mucine. En même temps les éléments cellulaires se divisent ordinairement, non point comme ils l'avaient fait jusqu'alors en formant des cellules analogues (hyperplasie), mais en formant des cellules à plusieurs noyaux plus petits (hétéroplasie physiologique). A mesure que la transformation s'avance de plus en plus, à mesure que de nouvelles portions de la substance intermédiaire se changent en une masse molle et homogène, on voit en général les cellules se diviser et produire beaucoup d'éléments plus petits qui représentent des formations fort minimes en comparaison des volumineuses cellules de cartilages; ils possèdent soit un seul noyau avec nucléole, soit plusieurs noyaux comme le pus. C'est de cette manière que se forme peu à peu un tissu très-riche en cellules, le tissu médullaire jeune, la moelle rouge, que nous trouvons dans les os des nouveau-nés. Si le processus s'arrête en ce point, l'étendue de la partie transformée détermine les limites de l'aréole médullaire. Un peu plus tard, on voit ces petites cellules absorber de la graisse, d'abord sous forme de granules, puis sous forme de grosses gouttes jusqu'à ce qu'elles soient entièrement remplies. C'est ainsi que le tissu médullaire primitif se transforme en tissu adipeux; la graisse est toujours contenue dans l'intérieur des cellules, comme dans les cellules du pannicule graisseux; mais cette moelle jaune et adipeuse ne se forme pas dans tous les os. Dans les corps des vertèbres, nous trouvons presque toujours les petites cellules; dans les os longs des adultes, on trouve normalement de la moelle adipeuse; mais sous l'influence d'altérations pathologiques, la graisse peut disparaître, les éléments se divisent, et nous avons la moelle inflammatoire, la moelle rouge. »

M. Ollier a fait sur les transformations des cellules cartilagineuses en moelle, des études fort importantes; le cal lui en a fourni l'objet. Quand on fait une fracture sur un lapin et qu'on irrite journellement le cal, en imprimant des mouvements aux fragments osseux divisés, on prolonge la période cartilagineuse, et pour peu que l'on poursuive ces manœuvres pendant quelques jours, on obtient une médullisation directe des cellules des cartilages. Ces observations sont donc on ne peut plus probantes. Les cellules cartilagineuses peuvent directement se transformer en moelle. Mais en est-il de même des cellules osseuses ?

« Nous avouons, dit M. Ollier, ne pas avoir pu suivre cette transformation d'une manière bien claire. Nous ne nions pas le fait, parce qu'il n'est pas logique de nier un fait qu'on n'a pu constater, mais notre observation propre nous fait admettre que la moelle provient des cellules non ossifiées qu'on trouve dans tout tissu osseux, le long des canaux de Havers, ou dans l'interstice des îlots d'ossification dans les couches nouvelles d'origine périostique. Ces cellules, produit immédiat des cellules du cartilage ou des cellules périostiques, se développent et prolifèrent à mesure que la substance osseuse se dissout. Elles prennent la place de cette dernière substance et la moelle est ainsi formée. La moelle provient donc ou du périoste ou du cartilage ; sous le périoste se trouvent des cellules à noyaux multiples tout à fait semblables à celles de la moelle. Quant à son origine par transformation du contenu des ostéoplastes, nous n'en sommes pas convaincu. »

La question de la transformation des éléments de la moelle en éléments osseux est donc beaucoup moins évidente. Nous ne croyons pas à ces transformations directes ; un trop grand nombre de faits les condamnent, et l'observation histologique laisse trop à désirer sur ce point important pour ne pas accepter à l'heure actuelle ce que l'expérience et l'observation nous démontrent être le plus probable.

Dans tous les cas de productions osseuses nouvelles, qu'elles soient le résultat d'une résection sous-périostée, qu'elles soient le résultat d'une transplantation périostique, on observe toujours que l'os nouvellement formé est plein à son début et qu'il se creuse plus tard des vacuoles qui finissent par constituer le type du système médullaire qu'il conservera pendant toute son existence. Ces mêmes modifications se passent aussi dans certaines productions osseuses pathologiques, mais pas toutefois d'une façon constante.

DEUXIÈME PARTIE

PHYSIOLOGIE DE LA MOELLE DES OS LONGS.

« Rien n'est aussi confus que les opinions émises sur le rôle de la moelle dans la physiologie et la pathologie du système osseux. Les théories les plus contradictoires, les opinions les plus diverses, ont été tour à tour acceptées ou rejetées, et les expérimentateurs n'ont pas toujours apporté la lumière dans ce chaos ; ils ont même souvent, par des expériences mal conduites et surtout mal interprétées, obscurci le problème au lieu de l'éclaircir. »

OLLIER, *De la Moelle des os et de son rôle dans l'ossification normale et pathologique* (*Journal de physiologie*).

Une foule de travaux anatomiques ont inauguré l'époque physiologique réellement féconde pour l'histoire des os. A la tête de ces travaux qui, pour la plupart, ont marqué dans la science, se trouvent les immortelles recherches de Riolan (*Osteologia ex veterum et recentiorum præceptis*... 1626), de Lewenoek (*Microscopal obs*..... 1674), de Malpighi (*de Ossium structura*... 1675), de Clopton Havers (*Osteologia nova*... 1691), de Gagliardi (*Anatome ossium*... 1689), etc., etc.

Des études si complètes du système osseux, la connaissance plus approfondie de sa structure, étaient bien propres à donner l'impulsion nécessaire à la découverte de ses propriétés fonctionnelles. Aussi avec le 18e siècle apparaît une ère toute nouvelle. Une phalange d'expérimentateurs illustres, qui commence à Duverney et finit à Bichat, semble avoir pris à tâche de réparer le trop long abandon où s'était trouvé jusqu'alors cette importante partie de la physiologie. Si leurs mémorables travaux n'ont pas résolu toutes les difficultés d'un sujet aussi obscur qu'important, ils ont au moins ouvert un vaste champ aux investigations des modernes. Leur méthode expérimentale, empreinte de la rigueur scientifique la plus absolue, est restée un modèle digne d'imitation, et les principes qu'ils avaient établis ont toujours été pour leurs successeurs des guides sûrs et certains. Aussi, si la gloire des premiers n'a qu'à gagner à l'histoire de tant d'efforts et d'aussi belles découvertes, celle des seconds ne peut qu'être rehaussée par la manière dont ils ont su agrandir l'héritage scientifique, déjà si vaste, qui leur avait été légué.

L'histoire physiologique de la moelle me paraît pouvoir se diviser en deux périodes : la première commence et finit avec le XVIIIe siècle. C'est une période de grandes découvertes, de grandes controverses, de grandes luttes scientifiques. La seconde comprend les travaux de notre époque. C'est une période plus positive, une période de contrôle qui, tout en bénéficiant largement des faits acquis par la précédente, élague ce qu'elle pouvait avoir de trop hypothétique et se recommande surtout par de remarquables applications à la pathologie.

Première période.

En 1700, Duverney fut chargé par l'Académie des sciences de « résoudre quelques difficultés sur la physiologie de la moelle des os. » Il s'acquitta de sa mission en observateur consciencieux, et, non content de donner à la docte compagnie quelques aperçus anatomiques originaux sur la structure de la moelle, il récapitula les doctrines physiologiques anciennes qui, à part quelques légères variantes, étaient encore celles qui avaient cours à son époque. Elles étaient à peu de chose près ce que les avaient formulées Hippocrate et Galien. Le passage historique du mémoire de Duverney résume assez bien l'état des connaissances anciennes :

« On ne voit point de vaisseaux sanguins se distribuer dans le corps de l'os, toutes les branches de ceux qu'on y découvre se portent dans leurs cavités, où le sang qu'elles contiennent s'épanche, se cuit, se digère, et se convertissant en moelle, devient par là propre à la nourriture des os. On voit aussi qu'à mesure que les os sont longs ou destinés à des mouvements violents, leur cavité est plus ample et plus capable de contenir une grande quantité de suc moelleux pour leur nourriture. »

Tel est le langage que Duverney prête à ses prédécesseurs. Son exposé serait complet, si à toutes ces hypothèses, il avait ajouté celle d'un des plus grands anatomistes de son temps, Clopton Havers, qui attribuait à la moelle le rôle singulier d'humecter et de lubréfier les surfaces articulaires. Il réfute ces erreurs, en faisant fort judicieusement observer que la partie solide des os des jeunes animaux est parsemée d'un grand nombre de vaisseaux sanguins ; qu'il y a plusieurs os qui sont tout à fait solides et dépourvus de moelle ; et qu'enfin d'autres sont creux et revêtus seulement d'une membrane « glanduleuse », comme les cavités qui se trouvent entre les deux tables de certains os du crâne. Il ajoute plusieurs raisons, tirées de l'anatomie comparée, mais elles sont loin d'avoir la portée scientifique des premières.

Après avoir démoli ce qui existait avant lui, Duverney sentit la nécessité d'édifier quelque chose de plus solide et de plus inattaquable. Y parvint-il ? Lui-même va nous répondre : « Je suis convaincu, dit-il, par un grand nombre d'observations, qu'une partie de cette matière huileuse qui compose la moelle, transpire continuellement, et que s'insinuant entre les fibres et le tissu osseux, elle les ramollit par son onctuosité et les rend plus souples, plus flexibles, et par conséquent moins cassantes. »

La preuve ne valait guère mieux que la théorie elle-même, et elle a lieu d'étonner, sous la plume d'un observateur aussi consommé que Duverney. Cette preuve est tirée de la facilité avec laquelle la moelle transsude à travers le tissu compacte de l'os après la mort de l'animal. Bichat réfuta cette manière de voir, et, on le pense bien, la tâche ne fut pas difficile.

Il est vrai que Duverney ne bornait pas à ce modique bagage physiologique le rôle de la moelle des os. Il pensait pouvoir inférer de sa grande vascularité, qu'elle devait occuper une place importante dans la nutrition du tissu osseux, mais il ne spécifiait pas davantage et n'apportait aucune preuve à l'appui de cette assertion qui, selon toute probabilité, était une concession faite aux idées admises avant lui.

Mais le véritable mérite du travail de Duverney est d'avoir posé et résolu comme elle l'est encore de nos jours la question de la sensibilité de la moelle. Bichat lui attribue tout l'honneur de la découverte. Il demanda la solution de ce délicat problème, à la fois, à la méthode expérimentale et à l'observation pathologique. Il arriva à cette conclusion, que la moelle des os est sensible à l'état normal, et que sa sensibilité est singulièrement surexcitée par les maladies du système osseux, surtout par les maladies inflammatoires.

Comme on le voit, Duverney n'avait guère dissipé les ténèbres qui régnaient alors sur les usages des différentes parties constituantes du système osseux. Son travail avait eu cependant l'avantage de ruiner à jamais les doctrines du passé, et de montrer que rien ou presque rien n'avait été fait et que tout restait à faire. Son mémoire n'a donc pas seulement une importance historique ; il a encore servi d'introduction à une brillante période physiologique dont les importantes études et les belles découvertes méritent une attention toute spéciale.

Ce fut en 1739, que Duhamel publia ses premières recherches sur la moelle des os. Elles lui furent suggérées par la découverte des singulières propriétés qu'a la garance de colorer le tissu osseux des animaux, quand elle est mêlée à leurs aliments. A Belchier, chirurgien anglais, revient cette découverte, bien que quelques auteurs anciens eussent déjà indiqué très-vaguement que les os des bœufs qui se nourrissent des feuilles et des branches de la garance, prennent une teinte rouge. Duhamel raconte lui-même, et d'une façon assez piquante, comment il fut mis sur la voie de ce nouveau genre d'étude : « Il sort, dit-il, assez souvent d'Angleterre, des observations nouvelles, que les autres nations se font ensuite un plaisir d'adopter et de suivre plus loin. Un chirurgien de Londres dînant chez un teinturier, remarqua que les os d'un morceau de porc frais qu'on avait servi sur la table étaient rouges. Il voulut approfondir d'où venait cette couleur, qui aurait bien pu n'en inquiéter pas beaucoup d'autres, mais il est vrai que ce chirurgien était de la Société royale, et il apprit que le cochon qu'il mangeait, ayant été nourri chez le teinturier, devait avoir mangé d'un certain son chargé d'un reste d'infusion de racine de garance, qui teint en rouge. Ce chirurgien vérifia cette première conjecture sur un coq à qui il fit prendre de cette racine pulvérisée dans les aliments ordinaires. et dont tous les os se trouvèrent parfaitement rouges après la mort, qui arriva naturellement au bout de seize jours de ce nouveau régime.

L'expérience ne fut pas poursuivie plus loin en Angleterre; quant à Duhamel, il l'a jugea digne de plus amples recherches. Il expérimenta sur des poulets, sur des dindons et sur des pigeonneaux. Ces animaux se trouvaient fort mal de leur nouveau régime ; ils maigrissaient à vue d'œil, cherchaient à se réchauffer, et finissaient par mourrir tôt ou tard, suivant leur âge, leur vigueur, et la dose de matière colorante qu'ils absorbaient. Le changement de régime opérait en eux un prompt rétablissement. A l'autopsie, Duhamel constata « qu'à part le bec et les ongles, » tous les os étaient colorés en rouge, les autres parties molles étaient incolores. Un pigeon tué le troisième jour, avait les os d'une belle couleur écarlate. Il remarqua aussi que les cartilages, qui doivent s'ossifier ne prenait la couleur rouge qu'à mesure qu'ils s'ossifiaient.

Ayant cessé de donner de la garance, il vit la couleur rouge disparaître au bout de quelques mois. Il pensa d'abord que la coloration se dissipait, quand on suspendait l'usage de la garance. Mais il « soupçonna bientôt que les couches rouges pouvaient bien être restées, et que si on ne les apercevait plus à la superficie des os, c'était parce qu'elles avaient été recouvertes par des couches osseuses blanches, qui s'étaient déposées depuis la cessation de l'usage de la garance. » Il rend lui-même compte de ce fait, dont l'explication fut l'origine de ses plus belles découvertes :

« Trois cochons, dit-il, furent destinés à éclairer mes doutes.

« Le premier, qui était âgé de six semaines, fut nourri pendant un mois avec la nourriture ordinaire, dans laquelle on mettait tous les jours une once de garance ; au bout d'un mois on supprima la garance, et l'ayant nourri à l'ordinaire pendant six semaines, on le tua.

« Je sciai transversalement les os de ses cuisses et de ses jambes, et j'eus le plaisir de m'assurer que j'avais bien prévu ce qui devait arriver. La moelle était environnée par une couche d'os blanc assez épaisse : c'était la portion d'os qui s'était formée pendant les six semaines que ce cochon avait vécu d'abord sans garance.

« Ce cercle d'os blanc était environné par une zone aussi épaisse d'os rouge ; c'était la portion d'os qui s'était formée pendant l'usage de la garance.

« Enfin, cette zone rouge était recouverte par une couche assez épaisse d'os blanc : c'était la couche d'os qui s'était formée depuis qu'on avait retranché la garance à cet animal.

« Le second animal était âgé de deux mois quand on le mit

à l'usage de la garance ; on lui en donna pendant un mois, puis on le remit aux aliments ordinaires ; on lui donna encore pendant un mois de la garance, et on le tua.

« Les os de la jambe de cet animal avaient alternativement deux couches blanches et deux couches rouges, parce qu'on l'avait remis deux fois à l'usage de la garance.

« A l'égard du troisième, il a été traité comme celui dont je viens de parler, excepté qu'on a fini par le remettre à l'usage de la nourriture ordinaire pendant plusieurs mois, ce qui fait que ses os se sont recouverts par une couche blanche, et qu'il faut les scier pour découvrir les deux couches rouges. »

Au début de ses recherches, Duhamel n'avait expérimenté que sur de jeunes animaux. Il conclut cependant *a priori* que si ses expériences avaient été étendues à des animaux plus âgés, les résultats eussent été les mêmes. Mais plus tard il modifia sa manière de voir sur ce dernier point, dont l'étude est pour nous d'une importance capitale.

Duhamel se montre très-préoccupé de l'action élective de la garance sur le système osseux. Il se pose le problème que tous ses successeurs se sont posés ; il est utile de savoir comment il va le résoudre : « Mais pourquoi, dit-il, les parties colorantes de la garance ne se portent-elles qu'aux os ? Voilà ce qui reste de plus important à savoir. Il est certain, d'un côté, que les os sont formés par des sucs fournis par la lymphe, et, de l'autre, qu'il y a un dissolvant particulier ou du moins efficace, presque pour chaque matière dissoluble. Or, il est possible que les sucs osseux de la lymphe soient les dissolvants de l'infusion de garance, et par là ils seraient plus propres que tous les autres sucs animaux à s'unir entièrement à la garance, et à la faire pénétrer avec eux partout où ils pénétreront..... »

Cette explication, quelque singulière qu'elle paraisse de prime abord, a cependant de curieuses analogies avec celle donnée plus tard par certains auteurs (Rhuterford, Gibson, R. Owen), explications sur la valeur desquelles nous aurons plus tard à nous prononcer.

L'année 1742 vit éclore, entre les mains de Duhamel, des expériences plus mémorables encore sur l'accroissement des os. Il fut amené à cette étude féconde par l'observation de ce qui se passe chez les jeunes végétaux, au moment de leur croissance. Il conclut *a priori* à l'analogie d'accroissement entre le système osseux de l'homme et le tronc des végétaux; et, bien qu'on ait pu lui reprocher (R. Owen) d'avoir outré la ressemblance, ce parallèle n'en a pas moins été le point de départ d'une série d'expériences dont les résultats furent immenses.

Il repéta donc sur les os longs l'expérience qui consistait à soulever l'écorce d'un jeune arbre et à entourer son tronc ainsi dépouillé d'un anneau de cuivre, dans le but d'étudier l'accroissement des végétaux en épaisseur. « J'essayai, dit-il, d'entourer l'os de l'aile d'un jeune pigeon avec un fil d'argent comme j'avais entouré le cylindre de bois dépouillé de son écorce avec un anneau de laiton; après plusieurs tentatives inutiles, je réussis assez bien à passer mon fil d'argent sous les tendons, et à en former un anneau qui renfermait l'os de mon jeune animal, mais il aurait fallu placer le fil d'argent immédiatement sur l'os et sous le périoste, c'est ce qu'il ne fut pas possible d'exécuter; ainsi l'organe qui doit former l'augmentation de grosseur de l'os était renfermé par le fil d'argent, et les choses étaient précisément dans le même état où serait un jeune arbre qu'on aurait enveloppé par-dessus l'écorce avec un anneau de fil de laiton. Les premiers jours après l'opération l'aile devint œdémateuse, ce qui venait de ce que j'avais renfermé dans mon fil d'argent quelques fibres tendineuses, ou de l'irritation que le fil causait au périoste, qui est, comme on le sait, d'un sentiment fort exquis; le fil d'argent coupa probablement les fibres tendineuses qu'il renfermait, ou même le périoste, car au bout de quelques jours l'enflure diminua, et au bout de huit jours elle était entièrement guérie ; vingt jours après l'os se rompit vis-à-vis le fil d'argent, ce qui m'obligea de tuer le pigeon pour examiner en quel état était l'os de son aile ; il n'avatt point augmenté de grosseur vis à-vis du fil d'argent, mais il avait beaucoup grossi des deux côtés, où l'on voyait des bourrelets assez considérables. »

Nous avons rapporté longuement cette expérience, qui cependant ne paraît se rattacher qu'assez accessoirement à notre sujet, parce qu'elle est devenue entre les mains de M. Flourens le principal agent de démonstration de sa théorie sur les fonctions de la moelle. Duhamel répéta cette expérience, et cette fois avec plus de bonheur, il parvint à engager le fil d'argent sous le périoste, et plus tard il le trouva dans le canal médullaire. Malheureusement Duhamel ne donna pas à ce fait son interprétation réelle. « Aussi, continue-t-il, je pense que l'augmentation de grosseur des os, qui dépend *de l'élargissement du canal médullaire, est uniquement produite par l'extension des lames osseuses ;* mais que l'épaississement des parois qui forment le canal médullaire dépend uniquement de la superaddition des lames du périoste qui s'ossifient indéfiniment. »

Enfin Duhamel fit jouer un assez grand rôle à la moelle dans la formation du cal ; il croyait qu'à l'exemple du périoste elle se tuméfiait et finissait par devenir osseuse.

Ces belles recherches eurent un immense retentissement et bientôt elles préoccupèrent tout le monde savant. Les résultats expérimentaux et leurs conséquences furent acceptés par des juges illustres, au premier rang desquels brillaient Hunauld, Schwenke (*Journal de Harlem*, 1743), Mouroo (*Ostéologie*), Bertin (*Anatomie humaine*), Lassône (*Mémoires académiques*, 1751 et 1762), Petit, Palfin, etc.

Mais déjà les doctrines françaises sur la physiologie osseuse recevaient à Lausanne un accueil moins sympathique (1760).

Haller, qui renouvelait à cette époque la face de la physiologie, reprochait à l'expérimentateur français d'avoir forcé la signification des faits et de leur avoir donné une interprétation vicieuse. Il chargea son prosecteur et son élève Dehtleef de battre en brèche les opinions de Duhamel ; et ce dernier, occupé dans le moment même à des travaux botaniques considérables, trouva dans son neveu Fougeroux un vaillant défenseur de sa cause. Quelque bonne foi qu'Haller affecte de ne donner ses opinions que pour des conjectures, on voit qu'il s'est laissé aveugler et entraîner par la prétention de créer un système et de donner le ton aux écoles de son temps. La postérité l'a bien reconnu, témoin le jugement de M. Flourens : « Il doit être permis de dire qu'on voit trop, dans le travail de Haller sur les os, le parti pris d'avance de combattre Duhamel. » A. Macdonald ne le juge pas mieux, bien qu'il rende à son génie toute la déférence qui lui est due : « Si opinionem « præclari hujus physiologi, de ossium formatione animo « contemplemur, non possumus existîmare illam præjudicatam « opinionem, contra sententiam Hamelii, accepisse, ideoque « experimenta ad opinionem, potiusquam opinionem ad expe- « rimenta animo accommodasse » (Disput. inaug. de necrosi ac Callo, p. 38).

Chose assez singulière, Dehtleef, après avoir annoncé que tout ce que Duhamel avait fait était erroné, mit un curieux empressement à reproduire ces mêmes expériences, comme si elles eussent été nouvelles, et en a tiré des conséquences presque diamétralement opposées.

Dehtleef dit avoir le premier observé que les os des animaux soumis à l'alimentation garancée se coloraient uniformément ; mais Duhamel avait depuis longtemps annoncé ce fait, et même il obtint une coloration uniforme chez un jeune poulet qui n'était resté soumis que pendant trois jours au régime expérimental. La tendance où il était de porter ses investigations sur les points que Duhamel avait le moins complétement étudiés, et peut-être le désir de trouver l'opposé de ce que le physiologiste de l'Académie des sciences avait découvert, le poussèrent à s'occuper du rôle de la moelle dans différentes lésions osseuses et surtout dans les fractures. Cette étude, quoique faite de parti pris, n'en fut pas moins très-importante, et nous lui devons les premières recherches exactes sur les ossifications médullaires, surtout sur celles qui accompagnent la formation du cal. Il observa aussi que le cal pouvait être parfaitement coloré par la garance alors que le reste de l'os conservait sa couleur primitive.

Haller et Dehtleef croyaient que la moelle faisait la plus grande partie des frais dans la consolidation des fractures et que les fragments osseux faisaient le reste, mais que le périoste restait complétement étranger à cette restauration pathologique. « Le périoste n'a aucune part à la réunion de l'os ; il ne fait pas partie du cal... il n'est pas attaché au cal. »

Nous rapportons ici quelques-unes des expériences de Dehtleef; nous avons choisi celles qui nous paraissent les plus propres à donner une idée de la méthode expérimentale et des conséquences qu'en tiraient les contradicteurs de Duhamel. « Je commençai, dit Dehtleef, par deux chiens de six mois, auxquels je cassai les os, dans l'ordre que je vais rapporter, en commençant par les fractures les plus nouvelles.

« L'humérus du chien A, cassé huit heures auparavant, avait une colle répandue sur les bouts découverts, et presque sous le périoste, et sur les muscles voisins : cette colle était adhérente, partout rougeâtre, un peu épaisse, et elle filait. Elle partait des bouts mêmes de l'os fracturé ; c'était sur ces bouts qu'elle était copieuse : éloignée de ces bouts, ce n'était qu'un écoulement sorti de ce centre. *Il me parut qu'elle sortait principalement de la moelle, du moins y était-elle plus attachée qu'au reste de l'os.*

« Le coude du chien B avait été cassé le jour d'auparavant.

Une colle plus épaisse, tremblante comme un gelée et qui filait à peine, sortait des bouts fracturés, *et surtout de la moelle :* elle était épanchée latéralement et aux parties voisines.

« L'humérus du chien A était cassé depuis deux jours : les bouts se touchaient latéralement, et ils étaient presque partout couverts de périoste. Une matière gélatineuse, rougeâtre, plus épaisse que dans les expériences précédentes, épaisse d'une ligne, ressemblait presque à un cartilage encore fort tendre. Elle avait comme coulé sur le périoste ; elle était attachée à sa surface extérieure : on les séparait ensemble de l'os : on pouvait aussi la séparer du périoste sans endommager cette membrane. Il y avait aussi de la même substance entre les bouts de l'os cassé, qui se touchaient. *Cette dernière partie du cal paraissait sortir de la moelle du bout inférieur. . .*

. . . .

« Les deux tibias du chien A avaient été cassés onze jours auparavant ; leurs extrémités étaient montées l'une sur l'autre. Un cartilage fort mou, épais d'une ligne, embrassait la fracture du tibia ; il s'attachait à la surface extérieure du périoste qui revêtait la plus grande partie des bouts d'os fracturés ; on le séparait avec facilité du périoste sans le blesser ; et il en était évidemment différent par sa mollesse. On trouvait d'autres petits grains osseux entre les extrémités de l'os fracturé : ils tenaient à ces bouts et à la moelle. Le bout inférieur de péroné était remonté, et s'attachait latéralement au bout supérieur, par le moyen d'un cal semblable à celui du tibia, et un peu plus solide. »

« Le tibia du chien B avait été cassé onze jours auparavant, sans que le péroné eût souffert. Les bouts de la fracture ne s'étaient pas séparés entièrement ; une masse blanche, d'une consistance de cartillage tendre, l'embrassait par dehors : *il portait presque uniquement de la moelle, et lui était continu.* »

Nous craindrions d'abuser des citations, en les prolongeant davantage ; nous pourrions rappeler d'autres expériences où les animaux en observation ont été tués longtemps après leurs fractures, et où le canal médullaire fut trouvé plus ou moins complétement obturé par un bouchon osseux d'ossification nouvelle, présentant des degrés variés.

Mais ces exemples suffisent, il nous semble, pour montrer combien les expériences de Dehtleef ont été faites avec le parti pris de dépouiller le périoste de toute puissance ostéogénique, et cela à l'avantage du tissu médullaire.

A peu près à la même époque, Bordenave envoya à l'Académie des sciences deux mémoires, dans lesquels il combat les idées de Duhamel, avec les mêmes arguments et les mêmes armes que Haller et Dehtleef. Comme ses deux contemporains, il ne fait jouer au périoste qu'un rôle très-accessoire dans l'ossification, tandis qu'il fait bénéficier la moelle, et presque exclusivement la moelle, des dépouilles de la membrane externe de l'os. Son action lui paraît surtout évidente dans la nutrition du tissu osseux, et il lui attribue la fonction importante de nourrir les lamelles profondes de l'os, dans les cas de gangrène des couches superficielles et d'altération profonde de son périoste.

Fougeroux défendit les idées de son compatriote, dans deux mémoires admirables de discussion, et qui sont de véritables chefs-d'œuvre de dialectique.

Ces débats scientifiques n'avaient cependant pas avancé beaucoup la question physiologique qui nous occupe. Ils avaient apporté un élément de plus de discorde et de discussion, en attribuant presque exclusivement à la moelle le pouvoir de nourrir et de faire de l'os. Les expériences de Dehtleef n'étaient pas assez concluantes pour que d'après elles seulement on fût en état de conclure à cette propriété de la moelle; et de ce que l'on trouvait des productions osseuses nouvelles dans le canal médullaire, il n'était pas de bonne logique d'admettre qu'elle ne pouvait provenir que de la moelle elle-même.

Duhamel trouva dans l'illustre Hunter, un contradicteur plus impartial que ne l'avaient été Haller et Dehtleef. Ce fut de 1772 à 1798 que Hunter exposa, dans ses leçons, les résultats que lui avaient donnés ses propres expériences sur les os. Il paraît cependant que ses doctrines étaient peu connues, même à son époque et dans son propre pays, puisque celles de Duhamel régnaient sans partage à Edimbourg. C'est Everard Home qui nous l'apprend dans une note qui offre un précieux résumé des opinions et des expériences de Hunter.

Après avoir répété les expériences de Belchier et de Duhamel, il conclut « que l'addition de la matière osseuse nouvelle se fait à la surface supérieure de ces parties (les os), tandis qu'une petite quantité proportionnelle de tissu osseux ancien est enlevée à leur surface inférieure. » Il est tout aussi clair, quand il traite de l'absorption, qu'il a désignée sous le nom de modelante, parce qu'elle conserve la forme des organes, en enlevant leurs molécules déjà vieillies pour permettre aux nouvelles de prendre la place que la nutrition leur destine. « On peut, dit-il, s'assurer de ce fait (absorption des particules osseuses) en nourrissant des animaux à différents intervalles avec de la garance. Par ce moyen on obtient alternativement des couches osseuses blanches et des couches osseuses rouges. Ce mode d'accroissement des os ne permet pas de penser qu'un os puisse se développer, et conserver sa forme sans être absorbé. »

Aussi toutes ses expériences l'ont amené à constater le changement moléculaire des os pendant leur développement, et la rapidité avec laquelle il s'effectuait, aussi posa-t-il en principe, que les vaisseaux sont les agents par lesquels les os sont à la fois formés et renouvelés, sans que leur forme se modifie en quoi que ce soit. Nous avons vu plus haut que ce renouvellement était surtout attribué aux vaisseaux de la moelle.

Hunter, nous devons l'ajouter, ne limitait à aucun âge cette imitation continuelle de la matière osseuse, il la croyait; son silence à ce sujet nous autorise à le penser aussi facile aux autre époques de la vie que dans le jeune âge. Ce serait aller un peu loin, et forcer évidemment la pensée de Hunter, que de vouloir lui faire attribuer aux vaisseaux de la moelle seule l'importante fonction de la résorption des particules osseuses; ils sont, il est vrai, placés au premier rang, mais les vaisseaux qui circulent à l'intérieur du tissu compacte et traversent les canalicules de Havers jouissent aussi de cette même propriété quoique à un degré inférieur.

Les dissidences de Hunter et de Duhamel ressortent clairement de cet exposé, mais il semble qu'on les appréciera mieux encore, si l'on veut bien choisir parmi les belles expériences du second de ces physiologistes, celle où il plaça un anneau de fil d'argent autour de la partie moyenne du fémur d'un jeune pigeon, et où il trouva, au bout d'un certain temps, cet anneau dans la cavité médullaire. D'après la théorie de Hunter, le fait expérimental trouve son explication dans l'absorption des couches osseuses internes, à mesure que de nouvelles couches viennent se constituer à la surface interne du périoste, et recouvrir le métal constricteur. C'est par suite de ce double travail, que ses rapports avec les parois osseuses se trouvent complétement intervertis. Duhamel admettait bien la superaddition des couches périostiques, seulement il croyait à l'extension des lamelles internes du canal médullaire. C'est donc en ce dernier point que réside la différence capitale des deux théories. Qu'il nous soit permis de faire remarquer ici qu'il paraît étonnant qu'un observateur tel que Duhamel n'ait pas été mis sur la voie de l'absorption osseuse, découverte par Hunter, par ses expériences dans lesquelles il avait fait preuve cependant d'un esprit si profondément observateur. Quoi qu'il en soit, l'explication de Duhamel a été laissée à son auteur, tandis que celle de Hunter a trouvé dans les nouvelles expériences de M. Flourens l'appui le plus fort et la sanction la plus rigoureuse.

Mentionnons seulement ici des travaux plus secondaires que ceux que nous venons d'analyser, et qui n'ont rien apporté de nouveau à la question qui nous occupe. Ces travaux sont ceux de Bikmann (*Van der innern structur der nochen*), de Pottl (*de Contextu celluloso fabricæ omnis varietatem efficiente*, 1767), d'Hérissaut (*ergo a substantiæ terræ inter poros cartilaginum appulsu ossium duriuties*, 1768), de Reichel (*Clin. de ossium ortu atque structura*, 1760), etc.

Nous arrivons maintenant à des expériences qui se rattachent plus directement à notre sujet et qui n'ont pas eu moins de retentissement que les précédentes, nous voulons parler des expériences de Troja; elles furent publiées en 1775. Nous n'avons pu nous procurer que l'édition de cette année; il paraîtrait, d'après d'obligeants renseignements donnés à M. Ollier, par M. Palachiano, de Naples, qu'il existe une édition plus récente des œuvres de Troja; nous n'avons pas eu la bonne fortune de pouvoir la trouver.

Malgré la vulgarisation qu'ont obtenue les expériences de Troja, nous croyons cependant utile de les rappeler ici dans tous leurs détails, non-seulement pour agir en historien consciencieux, mais surtout parce que ces expériences trop exaltées par les uns, trop attaquées par les autres, n'ont généralement pas été interprétées dans le sens où elles devaient l'être.

Dans sa première expérience, Troja ampute la patte d'un pigeon vers l'extrémité diaphysaire inférieure: il détruit la moelle à l'aide d'un stylet et remplit la cavité médullaire de bourdonnets de charpie.

Au septième jour l'animal est tué; l'os se trouve considérablement augmenté de volume; cet accroissement tient à la formation d'un os nouveau, faiblement adhérent au périoste avec lequel il se continue par une substance demi-cartilagineuse plus abondante à la partie inférieure que sur les autres points.

La section longitudinale du tibia fait voir que l'os ancien est déjà séparé du nouveau par une substance molle, vasculaire, assez facilement isolable, sous forme de membrane, à l'aide de la pointe d'un scalpel.

Ainsi expérience très-claire : destruction de la moelle, réplétion du canal diaphysaire par de la charpie; mortification de l'os ancien, formation d'un os nouveau avec une membrane nouvelle à sa surface interne.

Cette même expérience répétée sur des pigeons sacrifiés huit ou neuf jours après, donna des résultats analogues. Toujours l'os ancien se nécrosait, et toujours à la surface de l'os nouveau existait une membrane nouvelle.

Dans une seconde série d'expériences, la moelle fut seulement détruite. Cette destruction fut complétée en balayant la cavité diaphysaire avec des bourdonnets de charpie et en détergeant l'extérieur du canal avec de l'eau bouillante. Au bout de douze jours l'animal fut sacrifié. Formation d'un nouvel os autour de l'ancien; mais il est beaucoup moins parfait qu'il ne l'était dans sa première expérience, qui cependant n'avait duré que sept jours : «Post duodecim dies externa «ossificatio e qua, et e sua epiphysi novo osse continuata «antiqua tibia erat prorsus separata, inveniebatur fere, ali- «quanto silicet minus perfecta, ut in priori septem dierum «colombo.»

Troja se borne alors à détruire le moelle avec la soude : «Sed non multum ossis superficiem cogitando.» Il opère cette destruction seulement dans une portion de l'os. Au bout de douze jours la moelle est reproduite ; sa densité est plus grande qu'à l'état normal, et de la face interne du canal diaphysaire partent des végétations osseuses.

Une destruction plus complète d'une partie de la moelle amène chez un autre animal, au bout de dix jours, la formation d'un os nouveau. Mais cet os est moins complet, moins dense, que celui qui s'est produit à la première expérience.

Troja se montre très-préoccupé de la nature de la membrane qui tapisse la face interne de l'os de nouvelle formation; mais il n'émet rien d'absolu sur sa nature.

La neuvième expérience ne nous présente pas un intérêt moins grand que celle que nous venons d'examiner.

Troja ampute la jambe d'un pigeon de façon que le tibia reste proéminent et dénudé dans une étendue de 10 lignes; il resèque l'épiphyse, et pour préserver l'os du contact de l'air, il l'entoure d'une petite vessie : «Quæ nemque solet «aere plena piscibus reperiri.» Il l'applique soigneusement contre la surface osseuse, et il la fixe avec un fil.

Au dixième jour l'animal est tué.

La partie de l'os renfermée dans la vessie est sèche, d'une couleur pâle, et recouverte d'une croûte de sang desséchée. La portion de l'os encore garnie de chair est très-volumineuse. Cet accroissement tient à une ossification nouvelle qui entoure complétement l'ancien tibia. Tous deux adhèrent fortement, et après leur séparation il est impossible de trouver à la surface interne de l'os nouveau une membrane de récente formation. Le périoste est facilement isolable jusqu'à l'épiphyse supérieure, et présente à son extrémité inférieure un épaississement notable tenant à la présence d'une substance semi-cartilagineuse.

La partie supérieure de l'os se trouve remplie de moelle naturelle; mais dans la portion renfermée dans la vessie s'est produit un nouvel os qui occupe le canal médullaire. Il s'étend jusqu'à l'extrémité inférieure du tibia et remonte en haut jusqu'à 2 lignes et demie au-dessus du point où commence le nouvel os de la partie supérieure. Au centre de cet os de nouvelle formation se trouve une ouverture longitudinale assez étroite donnant passage à une faible quantité de matière médullaire. Il peut s'isoler de l'ancien os et présente une dureté plus grande que celle de l'os formé à l'extrémité supérieure, et cette dureté est égale à celle de l'os déjà existant.

Cette expérience fut répétée de différentes façons : tantôt Troja se borna à dénuder l'os, sans reséquer l'épiphyse qu'il renfermait dans une baudruche ; tantôt il coupait l'épiphyse et laissait l'os en saillie librement exposé au contact de l'air ; tantôt enfin il conservait l'épiphyse sans avoir le soin de la protéger avec une baudruche.

L'os nouveau, et il parle de l'os médullaire, était plus développé dans le cas où l'épiphyse avait été amputée et le moignon osseux renfermé dans une vessie ; il l'était moins encore quand cette résection n'avait pas eu lieu, moins encore quand l'os, une fois sectionné, était laissé libre au contact de l'air. Dans ce dernier cas, il manquait même souvent, la moelle se desséchant et se putréfiant. Si l'épiphyse était conservée, elle devenait noire dès le premier jour de l'opération, et au-dessous se produisait un nouvel os, comme dans les cas précédents.

Dans sa douzième expérience, Troja raconte que, voulant savoir ce qui se passait dans les diaphyses des os dépouillés de leur périoste, il fit sur la jambe d'un pigeon deux incisions longitudinales, l'une en avant, l'autre en arrière. Puis passant de chaque côté de l'os une sonde avec laquelle il pût isoler les parties molles de l'os, il rugina le périoste de ce dernier avec la lame d'un scalpel. Les deux plaies furent réunies et l'animal pansé avec un appareil approprié. Il fut sacrifié au bout de trente et un jours.

Indépendamment d'os nouveaux formés dans les points où le périoste n'avait point été dénudé, c'est-à-dire vers les deux extrémités épiphysaires, existait un os interne de nouvelle formation. Cet os commençait un peu au-dessous du point correspondant à la section des parties molles, et descendait jusqu'à l'épiphyse, en occupant la cavité médullaire. Le canal de ce nouvel os était excessivement ténu, moins exigu cependant du côté de l'épiphyse; il livrait passage à un filet de moelle plus dense, plus rénitente qu'à l'état normal. La moelle de la partie supérieure était très-rouge et très-vasculaire.

La portion dénudée de l'os était privée de suc, desséchée et jaunâtre.

Ces expériences de Troja sont écrites sans art, avec une sorte de bonhomie qui en garantit pour ainsi dire l'authenticité et l'exactitude. Son style, malheureusement peu clair, retrace cependant avec une fidélité scrupuleuse tout ce que son grand talent d'observation lui fait voir. Aussi ne comprenons-nous pas qu'un des hommes qui se sont le plus occupés de maladies osseuses traite les expériences de Troja d'expériences sans valeur, alors que tous leur rendent la justice qui leur est due.

Avec Bichat, la science s'enrichit d'aperçus nouveaux sur la texture et les fonctions de la moelle. A l'exemple de Bordenave, il lui attribue un grand rôle dans la nutrition du tissu osseux; il lui fait surtout tenir une large place dans la nutrition des épiphyses pendant la première période de l'existence.

Bien que n'admettant la membrane médullaire qu'avec une sorte d'hésitation, il lui décrit des propriétés assez nettement caractérisées. Il la croit extensible, et comme preuve de cette extensibilité, il invoque la dilatation considérable qu'elle peut prendre dans le *spina ventosa*. De plus il la croit contractile. Cette contractilité se trahit dans les amputations de la partie moyenne des os longs par le retour sur elles-mêmes des cellules qui la composent, retour qui empêche l'écoulement de la moelle qui sans cela serait inévitable à cause de la large communication que ces cellules ont entre elles. Cette propriété serait éveillée par le contact de l'air absolument comme pour les parois musculaires des vaisseaux.

Le créateur de l'anatomie générale accorde une sensibilité très-vive à la membrane médullaire dans l'état normal. Cette sensibilité est d'autant plus marquée qu'on se rapproche davantage du centre précis de l'os. Aux extrémités la moelle est moins sensible. C'est à la moelle, d'après Bichat, que sont imputables un grand nombre des douleurs atroces qui accompagnent certaines affections inflammatoires et syphilitiques des os. Si on a pu reprocher à Bichat d'avoir exagéré la sensibilité de la moelle à l'état normal, au moins est-il un des premiers qui aient bien démontré combien cette propriété était surexcitée dans les affections du tissu osseux.

Bichat a encore bien étudié les différents caractères physiques et anatomiques que la moelle des os longs présente suivant les âges.

Il termine son chapitre en réfutant les opinions de C. Havers et de Duverney qui avaient encore, à cette époque, laissé quelque teinte sur la science. Havers croyait que la moelle avait pour usage de fournir en grande partie la synovie articulaire. Pour démontrer que cet usage n'existe pas, Bichat fait l'expérience suivante : il ouvre les deux os des membres postérieurs d'un chien et y passe un stylet rougi pour détruire la moelle. La nécrose est la suite de cette mutilation, et cependant la synovie n'en continue pas moins à être sécrétée. Il ajoute que, dans les maladies où la synovie articulaire est altérée, la moelle des os correspondant à l'article malade conserve son intégrité ; la réciproque lui paraît aussi vraie.

Bichat combat aussi les opinions de Duverney qui, nous nous le rappelons, croyait que la moelle était destinée à donner de la flexibilité et de la ténacité aux os. Il rappelle deux faits qui n'auraient peut être pas dû échapper à Duverney : la fréquence des fractures chez les vieillards, où cependant la moelle est en abondance considérable, et leur rareté chez les enfants, où le tissu médullaire est bien moins développé. Enfin, il montre qu'indépendamment du rôle énergique de nutrition que la moelle est appelée à jouer dans le tissu osseux pendant la première époque de son existence, elle a encore pour avantage de combler le vide diaphysaire des os longs, de rendre ces cylindres organiques plus légers et plus résistants, car la physique démontre qu'à diamètres égaux, un cylindre plein résiste moins qu'un cylindre creux.

Tels ont été les travaux de cette première période. Nous nous sommes fait historien aussi exact que possible ; nous avons cherché à démêler au milieu de données et d'expériences souvent très-diffuses, ce que la moelle avait pu acquérir de plus positif en conquêtes physiologiques. A dessein, nous nous sommes abstenu de tout contrôle critique, afin de ne pas allonger indéfiniment un exposé historique qui ne peut que gagner à être rapide et concis. Nous avons cru plus naturel et plus logique de choisir pour champ de discussion la seconde période où ont été reproduites et critiquées toutes les expériences de la première, et que les expérimentateurs ont enrichi de quelques expériences originales.

Si maintenant nous cherchons à résumer ce qu'a gagné à cette épopée physiologique la connaissance des fonctions de la moelle, nous voyons qu'elle a été considérée :

1° Comme agent actif d'ossification (Duhamel, et surtout Dethleef Haller et Troja) ;

2° Comme agent d'absorption des couches osseuses internes de la diaphyse pendant la croissance du tissu osseux des os longs (Hunter) ;

3° Comme agent de nutrition des couches osseuses internes (Bordenave) et de réparation dans les mortifications et pertes de substance des os.

Deuxième période.

Usant de la latitude que nous laisse une œuvre inaugurale, nous quittons l'ordre chronologique que nous avons suivi jusqu'ici, et qui, possible dans une période d'expériences déjà éloignées de nous, n'est plus guère praticable à l'heure actuelle où tant d'opinions nouvelles se produisent, où tous les points de la physiologie de la moelle, sans en excepter un seul, sont encore, de la part d'hommes remarquables, l'objet de bien des controverses. Reprenant une à une les données obtenues par nos prédécesseurs, nous les discuterons avec les connaissances acquises depuis eux, cherchant à démêler le vrai en face de tant de théories mêlées toutes de vérités et d'erreurs. Outre que cette manière de faire rompra avec la monotonie inhérente aux exposés historiques, elle nous permettra de donner une idée d'ensemble sur l'état actuel de la question, sans atténuer en rien le mérite des remarquables travaux qui ont été publiés sur notre sujet pendant ces dernières années.

Nous examinerons successivement :

1° Le rôle de la moelle dans l'ossification normale et pathologique ;

2° Les phénomènes d'absorption dont la moelle est le siége et son rôle pendant l'accroissement régulier des os longs ;

3° Le rôle de la moelle dans la nutrition de ces organes à l'état de complet développement.

CHAPITRE Ier

Du rôle de la moelle dans l'ossification normale et pathologique.

La moelle peut-elle être regardée comme un agent actif d'ossification ? Telle est la question préalable dont dépend la solution du problème qui nous occupe. Pour peu qu'on veuille bien y réfléchir, cette question, simple en apparence, est cependant d'une extrême complexité. Elle ne comprend rien moins que les grandes théories de l'accroissement du squelette, de la formation du cal et de la réparation des os dans la nécrose.

Cependant élaguons toute question incidente, tenons-nous dans les termes généraux du problème, et voyons quelles sont les expériences qui parlent en faveur de la puissance ostéogénique de la moelle. Nous tâcherons de les analyser d'une manière tout à fait générale, nous réservant de faire ressortir plus tard les applications particulières auxquelles elles donnent lieu.

Pour mettre dans l'étude de cette question tout l'ordre qu'elle peut comporter, nous diviserons les faits biologiques en deux grands groupes :

A. Dans le premier, nous discuterons les preuves expérimentales et autres qui portent sur la moelle normale en se rapprochant autant que faire se peut de l'état normal ;

B. Dans le second, nous nous occuperons des observations et des expériences faites sur les os à l'état pathologique, que cet état se soit naturellement présenté à l'observateur ou qu'il ait été provoqué par ses manœuvres expérimentales.

Nous ne nous dissimulerons pas ce que cet ordre a d'imparfait et d'arbitraire, nous l'adoptons cependant car il nous paraît être très propre à exposer symétriquement les faits qui ont les uns avec les autres beaucoup de similitude, sans cependant nuire en rien à la clarté de la question.

A. *Expériences sur la moelle normale ou placée autant que possible à l'état normal.*

Duhamel avait tranché nettement la question de l'ossification de la moelle ; il regardait cette dernière comme un périoste interne et avait introduit dans la science cette dangereuse analogie. Il se basait sur ce qu'il avait vu, dans des fractures faites sur des animaux, le canal médullaire se remplir de tissu osseux au niveau des fragments. Dehtleef et Haller furent encore plus explicites, et en 1840, M. Flourens surenchérit encore sur l'analogie du périoste et de la membrane médullaire au point d'en faire deux organes ayant entre eux une parfaite identité.

« La membrane médullaire produit l'os comme l'os produit le périoste. »

Plus tard, en 1845, deux savants professeurs de Dijon, MM. Brulé et Hugueny confirmèrent par leurs expériences les idées admises à cette époque, et ils purent résumer l'état de nos connaissances par cette phrase aphoristique :

« Le périoste et la membrane médullaire sont alternativement les organes du dépôt et de la résorption des parties osseuses : chacune de ces deux membranes a donc les mêmes propriétés que l'autre. »

Il n'y aurait bien évidemment qu'à s'incliner devant un accord si unanime, si de pareilles assertions reposaient sur des expériences inattaquables, mais celles qu'on invoque présentent un grand nombre de côtés faibles.

Les premières que nous ayons à examiner sont celles qui ont été faites avec l'alimentation garancée.

Nous n'avons abordé ce sujet qu'avec une répugnance extrême. Il est difficile de trouver dans la science un sujet qui ait donné lieu à autant de contestations, à autant d'expériences contradictoires, à autant de débats stériles. Déjà nous en avons parlé à propos des travaux de Duhamel ; nous ne pouvons les passer sous silence en parlant des recherches de ce grand observateur ; mais maintenant que nous sommes dégagés des exigences historiques, nous nous bornerons strictement à examiner ces expériences dans ce qui a trait à la moelle des os, encore serons-nous aussi bref que possible.

MM. Flourens, Brulé et Hugueny, pour prouver que les os longs croissaient aussi bien par le secours de la moelle que par celui du périoste, se sont fondés sur les expériences suivantes : De jeunes animaux nourris avec de la garance ont présenté à l'intérieur de la diaphyse des os longs une couche plus ou moins uniformément colorée en rouge (nous négligeons ici à dessein la coloration qui se produit dans les couches extérieures). Cette couche est variable quant à l'épaisseur, suivant la longueur du temps où l'animal est soumis au régime de la garance. Si l'on vient à suspendre l'administration de la matière colorante, et à remettre l'animal au régime ordinaire, on observe à l'intérieur du cercle nuancé un second cercle, nous ne disons pas blanc, mais plus ou moins décoloré. On a donc deux cercles concentriques : l'un rouge, coloré, avec plus ou moins d'uniformité; l'autre incolore.

Nous simplifions, on le voit, autant que possible, les conditions des expériences sans sortir de l'exacte vérité. Insistons toutefois sur ces deux points que la coloration interne manque souvent et que lorsqu'elle existe, jamais le cercle intérieur ne nous a paru parfaitement blanc, et que, sous ce rapport, il diffère essentiellement de l'aspect que présentent les couches osseuses sous-périostiques blanches dans les expériences faites avec des intermittences de régime garancé et de régime ordinaire. Notons aussi que c'est sur les extrémités de la diaphyse que le cercle rouge se forme le plus facilement et s'étend le plus, et que c'est là aussi que le cercle blanc, qui est sensé se développer, prend le plus rapidement de grandes proportions.

Armés de ces données, voici comment ont raisonné les partisans de l'accroissement de la diaphyse par ossification des couches extérieures de la moelle :

Le cercle rouge représente l'accroissement de l'os pendant toute la période du régime garancé; le cercle intérieur représente l'accroissement pendant la période du régime ordinaire. La moelle contribue donc comme le périoste à l'accroissement en épaisseur de la partie diaphysaire des os longs.

Les preuves arrivent en masse contre une semblable interprétation des faits. Et d'abord établissons que jamais le cercle intérieur n'est complétement blanc. Ce fait qui nous paraît avoir une importance capitale n'a pas été suffisamment mis en lumière.

Reprenons maintenant la question à son origine et demandons-nous quel est le mécanisme de la coloration des os par la garance. C'est là que se trouve la clef du problème.

Gibson, le premier, remarqua que la coloration des os n'a pas le moindre rapport avec l'accroissement du système osseux et qu'elle tient à ce que la matière colorante dissoute par le sang est déposée par les os qui y amènent ce liquide. S'il en est ainsi, la couleur rouge doit être aussi sensible dans les couches profondes que dans les couches superficielles, et c'est aussi ce qui a lieu quand on donne la garance pendant un temps suffisamment prolongé. D'un autre côté, MM. Serres et Doyère ont démontré que la marche de la coloration est subordonnée à la marche du sang dans les capillaires, et que cette coloration est en rapport avec la vascularité du tissu osseux.

Avec ces simples données, nous pouvons parfaitement rendre compte du cercle coloré qui se produit sur les limites du canal médullaire pendant l'alimentation garancée. Les vaisseaux de la moelle apportent les éléments de la coloration qui se déposent sur une surface plus ou moins considérable suivant le temps que continue le régime tinctorial. La garance se dépose au contact du phosphate de chaux qui lui sert de mordant et forme avec lui de véritables laques (Rutherford). La coloration se fera d'autant plus rapidement que l'os sera plus vasculaire, et que le tissu contiendra plus de phosphate de chaux ; c'est effectivement ce qui arrive. C'est de tout le système osseux la partie diaphysaire des os qui se colore le plus rapidement, et dans la diaphyse, ce sont les parties les plus vasculaires qui l'emportent sur les autres pour la rapidité et l'étendue de la coloration. Aussi voit-on la teinture de l'os se faire d'une façon bien plus intense sur les limites du canal diaphysaire qui présente une très-grande vascularisation. C'est aussi chez les jeunes sujets que cette coloration se fait le mieux et le plus vite.

La partie de l'os qui touche à la moelle se colorera donc plus vite que la partie moyenne des parois diaphysaires, parce qu'elle présente un plus grand nombre de vaisseaux. Si après avoir soumis l'animal à l'alimentation garancée, on le remet au régime ordinaire, le sang reprendra, grâce à son sérum, les particules colorantes, et l'os se trouvera tout d'abord décoloré dans ses parties les plus vasculaires, c'est-à-dire sur les limites du canal de la moelle, et on aura alors deux cercles concentriques dont le plus externe possédera une coloration plus intense, dont le plus interne sera plus ou moins complétement décoloré et pourra même l'être tout à fait. Ces deux cercles pourront avoir une régularité assez grande à cause de la disposition très-régulière des vaisseaux dans le tissu de l'os.

Cette coloration est tellement le fait d'une teinture et d'une teinture des plus vulgaires que la coque de l'œuf, qu'on n'accusera pas d'organisation, se colore dans le sein de l'utérus. Enfin le hasard nous a mis sur la voie d'un fait plus probant encore. Nous faisions des études sur l'absorption des séquestres par la moelle, et à cet effet nous engagions dans la moelle de jeunes lapins des lamelles osseuses. L'une d'elles qui se trouvait avoir été placée chez un animal soumis à la garance se colora superficiellement, mais des lavages répétés, aussi bien qu'une macération prolongée ne purent détruire la coloration.

Ces faits sont plus que suffisants, nous l'espérons, pour démontrer combien on a eu tort de tenir tant de compte de la coloration des os par la garance, au moins en ce qui concerne la moelle. S'ils ne satisfaisaient pas tous les esprits, il nous resterait un argument plus sérieux encore. Comment se fait-il en effet, si l'os croît par sa surface interne, aussi bien que par sa surface externe, comment se fait-il que le fil métallique de Duhamel et la plaque d'argent de M. Flourens déposés sous le périoste se trouvent, au bout d'un certain temps, dans la cavité médullaire? Cet argument nous paraît irréfutable, et, sans nous arrêter davantage à un système de preuves inutiles, nous nous croyons fondé à dire que *les expériences avec le régime garancé ne prouvent rien, absolument rien, en faveur de l'accroissement de la diaphyse par la moelle.*

Avant d'aller plus loin dans le champ de l'expérimentation, jetons un regard rétrospectif, et examinons si le développement normal et l'anatomie de la moelle sont propres à consacrer son identité avec le périoste.

L'ancienne erreur qui enveloppait la moelle d'une membrane était bien quelque peu favorable à l'affermissement de cette analogie physiologique, encore fallait-il singulièrement forcer les similitudes anatomiques. Mais aujourd'hui que l'erreur anatomique a disparu, l'erreur physiologique n'en persiste pas moins. Examinons donc si l'anatomie intime du système médullaire ne serait pas aussi favorable à l'assimilation des deux périostes que les errements du passé.

Loin de trouver des analogies histologiques nous n'allons trouver que des différences. Rien, en effet, au point de vue des éléments constituants, ne ressemble moins au périoste que la moelle. Cette dernière est un composé de cellules, de noyaux, de matière amorphe, de tissu lamineux, de graisse, de vaisseaux et de nerfs. Nous mettons le tissu lamineux en ligne de compte, bien qu'il soit si médiocrement représenté que beaucoup hésitent encore à l'admettre. Sont-ce là les éléments où se plaît l'ossification? Nous voulons bien admettre comme possible que les éléments de la moelle dérivent du tissu conjonctif, nous savons bien que Virchow admet la facile métamorphose de la moelle en os et réciproquement, mais tant d'opinions et tant de faits sont contraires au sentiment du grand histologiste qu'on ne saurait être trop sobre dans cette question et examiner plutôt les faits évidents que les théories histogéniques plus ou moins probables.

Qu'on suive le développement osseux, qu'on observe soigneusement cette série de transformations qui font de l'os un organe parfait, et l'on sera frappé de ce fait : *que la moelle est toujours en raison inverse de la substance osseuse*. Il semble y avoir entre ces deux tissus une invincible antipathie, et la naissance de l'un entraîne forcément la disparition de l'autre. Jamais le tissu médullaire ne précède le tissu osseux, et son rôle loin d'être d'en créer paraît constamment se borner à l'action secondaire de le détruire. Enfin M. Ollier a démontré que jamais l'examen microscopique ne faisait trouver à la superficie ou au sein de la moelle des éléments en voie d'ossification. Ne suit-on pas avec une extrême facilité, à la partie profonde du périoste, ces importantes transformations d'où naissent les éléments osseux, ne pourrait-on donc pas les suivre également dans la moelle, si elles y avaient lieu ?

Mais allons plus loin et demandons à la physiologie de prêter à l'anatomie son précieux concours.

Il faut bien avouer que malgré les grandes ressources de l'expérimentation il est difficile de réaliser les conditions que semble exiger la solution de notre problème. En effet, placer la moelle dans la situation où elle se trouve dans le tissu osseux est chose presque impossible ; néanmoins les expériences que nous allons citer nous paraissent avoir une grande valeur.

M. Ollier a renouvelé pour la moelle les expériences de transplantation qui, pour le périoste, lui ont donné de si beaux résultats. Il a transplanté cinquante fois au moins des parcelles de moelle sur des lapins, des pigeons, des chiens, etc., et jamais dans aucune circonstance il n'a vu la moelle s'ossifier. Ces résultats sont d'autant plus importants que la greffe médullaire s'opère, la moelle croît à l'état de moelle pendant un certain temps. Elle finit par subir la transformation graisseuse et par se résorber complétement. Au bout de trois mois, chez des pigeons, elle se trouvait changée en une petite masse graisseuse, ressemblant, sauf la coloration, à du tissu graisseux sous-cutané.

Bien souvent, de notre côté, nous avons répété ces expériences et toujours nous sommes arrivé à des résultats uniformes : toujours les lambeaux de moelle ont continué à vivre, toujours ils subissaient des métamorphoses régulières, mais jamais ils ne s'ossifiaient. Jamais nous n'avons observé de productions osseuses au sein de cette moelle transplantée ; jamais nous n'avons vu d'ostéoplastes en voie de formation. Une particularité remarquable, c'est que la moelle ainsi dépaysée subit les modifications qu'elle éprouve dans le tissu osseux. Après avoir été rouge, après avoir revêtu les caractères de la moelle fœtale, elle devient plus ou moins régulièrement gélatiniforme et finit par devenir graisseuse pour disparaître ensuite complétement.

Ces expériences nous paraissent très-probantes et cependant nous ne nous dissimulons pas quelles prêtent le flanc à quelques objections. La moelle, dira-t-on, n'est plus placée dans des conditions normales d'ossification et il est trop absolu de tirer la même conclusion pour deux états si différents que ceux du tissu médullaire renfermé dans la cavité diaphysaire des grands os et du tissu médullaire à l'état de transplantation. Nous pourrions renvoyer nos contradicteurs aux preuves anatomiques et histogéniques que nous avons si longuement énumérées tout à l'heure, mais il est un argument qui leur démontrera mieux encore que ces expériences ont toute la certitude et la valeur possibles. Qu'on réfléchisse, en effet, à l'étonnante facilité avec laquelle le périoste transplanté se transforme, avec quelle étonnante facilité il se change en os ; qu'on réfléchisse, d'un autre côté, que la dure-mère, qu'on n'accusera certainement pas de s'ossifier trop facilement, donne cependant de l'os quand on la transplante dans les tissus d'un organisme vivant (Ollier), et l'on voudra bien nous accorder que tous les tissus capables de s'ossifier normalement s'ossifient tout aussi bien lorsqu'ils sont transplantés. Si donc la moelle n'use pas de ce privilége d'ossification c'est qu'elle ne le possède pas, au moins à l'état normal. *Donc la moelle ne s'ossifie pas à l'état normal.*

B. *Expériences et observations tirées de la physiologie pathologique du tissu osseux.*

Abordons maintenant le domaine de la physiologie pathologique du système osseux et voyons quels sont les faits qui ont été invoqués pour et contre l'ossification de la moelle. Nous nous occuperons d'abord des faits pathologiques qui se présentent naturellement aux yeux des observateurs, pour analyser ensuite ceux qui sont purement du terrain de la physiologie expérimentale.

Les premiers ne comprennent rien moins qu'une bonne partie de l'histoire du cal et de la réparation des os.

I. *Du rôle de la moelle dans la formation du cal.*

Nous ne pouvons, bien entendu, envisager ce rôle que dans les rapports qu'il paraît avoir avec l'ossification de la moelle ; nous élaguerons donc, autant que possible, toute donnée accessoire pour nous en tenir seulement aux termes généraux de la question.

Ce n'est pas d'aujourd'hui que ce point important de l'histoire de la moelle est controversé : au temps d'Hippocrate on faisait venir le cal de la moelle des os : ***Medulla ossis alimentam, ideo callo formatur.*** Galien réagit contre ce que cette manière de voir avait de trop absolu, et une polémique s'étant élevée entre Lanay et Jacques de Marque, il fut démontré par ce dernier que le cal ne pouvait pas raisonnablement provenir de la moelle. Nous avons vu Duhamel et surtout Haller et Dehtleef croire à l'ossification de la moelle dans le cal. Plusieurs modernes ont partagé ce sentiment : il est donc utile d'étudier la question de très-près.

Quand on examine une fracture consolidée sans déplacement (prenons le cas le plus simple), on trouve au niveau des fragments le canal diaphysaire obstrué, le plus souvent complétement, par un bouchon osseux, véritable septum qui établit, en apparence au moins, une complète séparation entre la partie inférieure et la partie supérieure de la moelle.

Dans les cas où les deux os ne sont pas coaptés, on observe que leurs extrémités sont bouchées par des lamelles plus ou moins fortes, plus ou moins épaisses.

Voilà bien des ossifications qui ont pris la place de la moelle, mais viennent-elles réellement de la moelle elle-même ?

On pourrait, nous le savons, invoquer un grand nombre de faits contre la participation de la moelle comme puissance ostéogénique dans la formation du cal et nous pourrions les faire valoir ici, mais nous croyons qu'une observation directe vaut mieux que toutes les argumentations, aussi rapportons-nous avec quelques détails ce que nous avons vu dans une série de fractures que nous avons faites sur des lapins.

Nous servant comme guides des nombreuses expériences que nous avons faites, des expériences faites par nos prédécesseurs, voici ce que l'examen direct des fragments nous a appris :

1re *fracture diaphysaire du tibia.* Douze heures après, examen de la pièce : infiltration de sang dans le tissu médullaire et entre les fragments de la fracture. Petits foyers sanguins dans le tissu médullaire, qui est beaucoup plus foncé que de coutume.

2e *fracture diaphysaire du tibia*. Vingt-quatre heures après, examen de la pièce : moelle légèrement tuméfiée ; elle s'avance déjà sur les limites des fragments ; elle est injectée, et sa densité est notablement augmentée.

3e *fracture diaphysaire dn tibia*. Trois jours après, examen de la pièce : l'infiltration sanguine a presque disparu, la moelle est très-rouge, très-injectée ; elle est plus dense encore que celle observée la veille ; elle envoie un prolongement entre les deux fragments. Ce prolongement est résistant et adhère faiblement encore aux extrémités osseuses.

4e *fracture diaphysaire du tibia*. Quatre jours après, examen de la pièce : l'injection et la rougeur de la moelle sont moins fortes, le prolongement interfragmentaire est plus considérable, plus résistant, très-vasculaire, et adhère plus intimement aux extrémités fracturées. L'examen histologique ne fait découvrir dans ce bourgeon interfragmentaire aucune trace d'ossification, aucune cellule cartilagineuse, aucun élément normal en voie de transformation osseuse.

5e *fracture diaphysaire du tibia*. Six jours après, examen de la pièce : le prolongement fibro-vasculaire de la moelle est très-adhérent, il est très-vasculaire et ses vaisseaux pénètrent en très-grand nombre dans le tissu compacte des fragments où ils se continuent avec les vaisseaux qui leur sont propres.

Sur les limites de ce bourgeon interfragmentaire et des surfaces fracturées, aussi bien que sur la partie correspondant au canal de la moelle (étendue de 4 à 5 millimètres), s'observe une couche blanchâtre, plus résistante, encore très-mince, que l'examen histologique montre formé par des cellules cartilagineuses en voie active de prolifération.

6e *fracture diaphysaire du tibia*. Dix jours après, examen de la pièce : le bourgeon vasculaire a sensiblement diminué d'étendue, il est remplacé en partie par les deux couches cartilagineuses qui s'avancent dans le canal médullaire. Ces couches de cartilage sont peu vasculaires; elles présentent des points osseux, d'aspect étoilé et légèrement rougeâtres.

7e *fracture diaphysaire du tibia.* Treize jours après, examen de la pièce : tout l'espace interfragmentaire est envahi par une couche cartilagineuse en voie d'ossification. En dehors elle est en rapport avec la couche sous-périostique, en dedans elle s'avance dans le canal médullaire, qui est considérablement rétréci. La moelle qui correspond au cal est beaucoup plus dure, plus vasculaire qu'à l'état normal, elle adhère à la couche ostéo-cartilagineuse à laquelle elle fournit des vaisseaux. Examinée au microscope (coupe prise au centre de la moelle) elle offre les caractères de la moelle à l'état inflammatoire, mais on n'y distingue aucune trace d'ossification.

8e *fracture diaphysaire du tibia.* Dix-huit jours après, examen de la pièce : le cal a non-seulement envahi toute la surface libre des fragments, mais il oblitère totalement la cavité médullaire. Il est plus dense et plus vasculaire entre les fragments où l'ossification se fait très-activement.

9e *fracture diaphysaire du tibia.* Vingt-huit jours après, examen de la pièce : la cavité médullaire est oblitérée par un cal bien ossifié; les deux fragments sont solidement soudés l'un à l'autre. La moelle adhère par ses vaisseaux au septum osseux qui la divise en deux compartiments. Elle est plus dense, plus rouge et plus vasculaire qu'à l'état normal.

10e *fracture diaphysaire du tibia.* Quatre mois après, examen de la pièce : le canal médullaire est à peu près complétement rétabli, sauf un léger épaississement des parois diaphysaires aux points où s'est faite la cicatrisation osseuse. La moelle qui se trouve à ce niveau ne diffère pas de celle qui remplit le reste du canal osseux.

Ces expériences et ces observations sont loin d'être favorables à l'ossification de la moelle dans le cal. On voit au contraire très-nettement que la couche de cartilage qui doit engendrer l'os de réparation émane des bouts fracturés, et que c'est par couches successives s'ossifiant par substitution, naissant et s'ossifiant à mesure que se fait l'oblitération de l'os. Nous avons négligé à dessein, pour ne pas compliquer le problème, le rôle immense que le périoste prend à ces phénomènes de cicatrisation osseuse.

La moelle nous paraît jouer ici un rôle de nutrition, un rôle de vascularisation; elle l'accomplit en envoyant entre les fragments de nombreux vaisseaux qui, se continuant avec ceux du tissu fracturé, disposent un canevas vasculaire éminemment favorable à la production des phénomènes d'ossification que nous venons d'étudier.

Plus tard, fidèle à son rôle ordinaire, la moelle détruit la cheville osseuse médullaire qui s'était laborieusement formée pendant la cicatrisation osseuse. Le mécanisme qui préside à cette destruction est le même que celui qui fait de l'os plein du fœtus l'os régulier de l'adulte. On voit naître au sein du bouchon osseux un très-grand nombre de petites couches médullaires qui s'étendent de plus en plus et finissent, après un travail progressif, par envahir toute la masse osseuse intra-médullaire. La médullisation peut être plus active à la périphérie qu'au centre, et le bouchon osseux peut, à un moment donné, se trouver complétement isolé des parois diaphysaires. On trouve alors, au sein même de la moelle, un fragment osseux libre de toute adhérence avec les parois osseuses voisines, vivant au sein même de la moelle qui ne tardera pas à le faire disparaître. Ne doit-on pas expliquer par là la formation de ces noyaux osseux médullaires qu'on trouve quelquefois isolés dans la moelle à la suite de fracture, alors que rien ne justifie l'ossification du tissu médullaire. Cette explication n'a pas, que nous sachions, été vérifiée pour les lésions traumatiques des os; mais elle est plausible dans certaines altérations inflammatoires des os et dans le rachitisme, où elles donnent la clef de prétendus phénomènes d'ossification qui ne sont rien moins cependant que des phénomènes d'absorption, de *désossification*, si l'on veut bien nous permettre cette expression. Cette résorption du cal médullaire est un des points actuellement les mieux établis de l'histoire des fractures; aussi ne comprenons-nous pas que M. Lambron, qui a fait un excellent travail sur le cal (1842), ait prétendu que cette ossification intérieure persiste indéfiniment. Pour notre compte, nous avons observé un très-grand nombre de fois ces intéressants phénomènes de disparition progressive du cal interne; nous les avons observés chez les animaux; nous les avons vus à leurs différentes périodes, marcher avec une rapidité plus ou moins grande, suivant les conditions physiologiques générales de l'individu et atteindre après un temps variable leur terme ultime.

Cette puissance d'absorption de la moelle dans le cal ne connaît pour ainsi dire pas de limites. Dans les consolidations vicieuses avec chevauchement, on voit, la cicatrisation une fois achevée, la moelle reprendre avec son exactitude ordinaire son rôle d'agent de résorption de la substance osseuse. Les parois de la diaphyse fracturée, qui se trouvent en contact par le fait même de la mauvaise position des fragments, ne sauraient résister à cette puissante action; elles sont attaquées comme le tissu osseux de nouvelle formation, et on les voit disparaître pour permettre au canal médullaire de reprendre sa continuité. Même chez les sujets âgés, ces importantes transformations peuvent avoir lieu, quoique bien plus lentement que chez ceux qui sont avancés en âge, et on voit alors le tissu médullaire privé de ses propriétés pendant un temps très-long, les reprendre soudainement, revenir à ses jeunes années, et se comporter comme dans la période d'accroissement des os longs. Lebert cite dans sa *Physiologie pathologique*, le cas remarquable d'une fracture de l'humérus dans laquelle les deux fragments avaient subi un chevauchement considérable. Les parois diaphysaires étaient accolées l'une à l'autre dans une assez grande étendue ; le raccourcissement du membre était très-apparent. Malgré ces mauvaises conditions, la consolidation s'opéra cependant, et le malade étant mort d'une affection étrangère à sa fracture, on vérifia à l'autopsie, que les lames osseuses appartenant aux deux fragments diaphysaires en contact s'étaient résorbées, et que le canal médullaire avait repris sa continuité. Nous avons trouvé dans les amphithéâtres de Lyon une pièce aussi curieuse : c'était un tibia fracturé et consolidé malgré un chevauchement assez considérable. Les parois diaphysaires étaient en rapport dans un espace de 4 ou 5 centimètres, parfaitement bien soudées ensemble, au point qu'il était impossible de distinguer le tissu osseux de nouvelle formation du tissu osseux préexistant. Une partie de la cloison interfragmentaire était déjà résorbée, et la moelle des deux fragments communiquait par un orifice irrégulier, permettant l'engagement du pouce, et tout autour de cette ouverture, le tissu osseux paraissait en voie active de disparition, à en juger par les nombreuses vacuoles médullaires qui occupaient sa substance. Il nous est arrivé, dans ce cas, ce qui arrive malheureusement pour la plupart des pièces qui se rencontrent dans les amphithéâtres ; il nous a été impossible de retrouver aucun renseignement sur l'époque et les phénomènes de consolidation de cette fracture.

Comme on le voit, cet aperçu général sur le rôle de la moelle dans les fractures n'est pas favorable à son ossification. Loin de participer à la formation du cal, comme agent d'ossification, nous l'avons vu disparaître progressivement pour faire place aux jetées osseuses qui émanent des extrémités fracturées ; et c'est alors que tout travail de cicatrisation est achevé, que ses fonctions reprennent leur invariable exercice. Là encore il y a donc comme une sorte d'antithèse entre deux faits de physiologie pathologique : *l'un détruit ce que l'autre a construit. La présence de l'un nécessite la disparition de l'autre.*

Après la question de l'ossification de la moelle dans le cal, celle qui doit naturellement captiver notre attention se rapporte encore à un des grands faits pathologiques du tissu osseux ; nous voulons parler de la nécrose. Plus tard nous nous occuperons de l'influence que peut avoir l'état pathologique de la moelle sur le développement de la gangrène des os ; maintenant ce qu'il nous importe de savoir, c'est comment le tissu médullaire se comporte dans certains cas où il a été invoqué comme agent reproducteur et régénérateur du tissu osseux.

II. *Du rôle de la moelle dans la réparation des os nécrosés.*

M. Jobert est assurément un de ceux qui se sont le plus vivement élevés contre l'ossification de la moelle dans la nécrose. Il fait très-judicieusement remarquer que toutes les fois qu'on a trépané des os dans le but d'extraire des parties osseuses mortifiées, on n'a jamais trouvé au sein du tissu médullaire des ossifications qui puissent incontestablement lui être rapportées. Mais ces faits ne sont pas les seuls que M. Jobert invoque à l'appui de sa manière de voir.

M. Stanley partage pleinement son opinion sur l'impossibilité où est la moelle de produire du tissu osseux. Le chirurgien anglais cite des expériences qui sont parfaitement d'accord avec les propres observations de M. Jobert.

M. Stanley trépana un os long et engagea par les orifices du trépan des morceaux d'éponge. Il vit la réparation osseuse se faire exclusivement par le périoste. Dans une seconde expérience, il enleva le périoste, à l'exemple de M. Cruveilhier, et n'obtint aucune ossification interne. Ces expériences sont exposées en quelques mots, et l'absence de détails importants leur enlève une grande partie de leur valeur.

Le mémoire de M. Jobert est plein de faits intéressants. Il montre que jamais on n'a vu un os complétement nécrosé embrasser une diaphyse de nouvelle formation, et que, si ces faits se produisent par l'expérimentation physiologique, ils sont tout à fait inconnus en clinique, et parfois on observe des productions osseuses dans l'intérieur de la moelle; elles viennent de la masse profonde de l'os qui a bourgeonné et qui fait à lui seul les frais de la nouvelle ossification. C'est par ce mécanisme que l'os nouveau devient plein et se transforme en un cylindre compacte. Cette transformation ne peut pas avoir lieu aux dépens de la moelle qui, dans ces cas, est détruite plus ou moins complétement. Elle se fait par les bourgeons qui naissent de la partie interne de l'os régénéré et qui subissent un travail plus ou moins rapide d'ossification. Au contraire, loin de favoriser le développement du tissu osseux, la moelle semble s'y opposer partout où elle se rencontre; qu'on trépane un os, que la moelle bourgeonne à travers la perforation, et cette dernière aura une difficulté extrême à s'oblitérer; souvent même elle ne le fera pas. Ce fait peut se rapprocher de ce qui se passe dans les moignons d'amputés affectés d'ostéomyélite, la moelle bourgeonne au dehors, forme un champignon fongueux plus ou moins volumineux, mais ne s'ossifie jamais.

M. Jobert cite un fait plus probant encore tiré de sa pratique. Il eut l'occasion d'observer un tibia nécrosé dans l'étendue de 2 pouces et demi à peu près, excepté au tiers de sa partie postérieure qui s'est conservée intacte. Ici la restauration s'est faite aux dépens du périoste, la membrane médullaire s'est contentée de bourgeonner, à la manière de la moelle du moignon d'un amputé, mais sans produire la moindre parcelle osseuse.

On peut rapprocher de ce fait de M. Jobert l'intéressante

observation de Lebel, dont l'importance capitale nous autorise à la citer textuellement. Nous la rapportons telle que Lebel la raconte lui-même :

Maurice D....., âgé de 10 ans, fils d'un jardinier de Paris, partageant, suivant ses forces, les travaux de son père, sentit, vers la fin de mars 1818, une douleur vive dans le genou gauche, qui ne tarda pas à augmenter de volume. Appelé deux ou trois jours après l'apparition des premiers symptômes, je fis appliquer dix sangsues autour de l'articulation malade, qu'on couvrit ensuite d'un cataplasme émollient et anodin. Quelques jours plus tard, la tumeur avait diminué ; une légère fluctuation, qui s'était fait sentir au-dessous de la rotule, disparaissait, quand tout à coup la jambe devint rouge, tendue, douloureuse. Une nouvelle fluctuation ne tarda pas à se faire sentir à la partie antérieure et moyenne du membre, et une incision de 2 pouces donna issue à du pus de bonne nature; en même temps il fut aisé de voir que l'os nu, au fond de la plaie, était frappé de mort. J'annonçai donc aux parents qu'une lame osseuse se détacherait au bout de quelques mois; dès lors je ne vis plus le malade qu'à des intervalles de dix ou quinze jours. Cependant la suppuration séreuse était d'une abondance médiocre, le décollement de la peau s'étendait assez loin au-dessus et au-dessous de l'incision, et la jambe malade conservait un volume considérable, dépendant non-seulement du gonflement des parties molles, mais encore de l'accroissement des os, dont les extrémités, et surtout celle du péroné, formaient sous la peau une saillie beaucoup plus forte que celle du côté droit. Le 11 juillet, je sentis l'os remuer aisément sous les doigts, et dès le lendemain je prolongeai l'incision en haut et en bas, jusqu'aux extrémités de la partie nécrosée. Depuis cette époque, chaque jour ébranlée, la pièce frappée de mort offrait de jour en jour des mouvements plus faciles et plus étendus : elle céda enfin, le 22, à une dernière traction. Je l'avais saisie par le bout inférieur, en engageant dans le canal médullaire l'une des branches d'une forte pince;

et, après plusieurs mouvements de rotation, j'élevai la main, en faisant décrire au bout que je tenais un arc de cercle, qui avait pour centre l'autre extrémité. La substance médullaire fut probablement déchirée vers sa partie inférieure dans ce dernier mouvement, car, à mesure que j'achevais l'extraction, je m'aperçus que le séquestre contenait toute la circonférence de l'os, et je vis sortir cette substance du cylindre que j'enlevais, continue en haut avec la partie que renfermait l'extrémité supérieure du tibia. Après l'avoir soutenue quelques secondes sur la main et avoir reconnu que sa surface, couleur de chair, n'offrait rien qui indiquât un commencement d'ossification, je la posai doucement dans le lieu qu'elle devait occuper, et la plaie couverte de sang, fut lavée et pansée simplement. La pièce osseuse que je venais d'enlever avait près de 5 pouces de long et comprenait, dans une portion de son étendue, toute l'épaisseur et toute la circonférence du tibia. Ignorant d'ailleurs jusqu'à quel point la nature avait travaillé à remplacer la partie nécrosée, je mis le membre dans un appareil à fracture, où il resta pendant plus d'un mois, quoique j'eusse reconnu, dès le premier pansement, que la partie moyenne et interne de la jambe avait une résistance plus grande due sans doute à l'ossification du périoste. Les jours suivants, la plaie se rétrécit de plus en plus, continuant à fournir un pus de médiocre abondance, et qui donnait aux pièces de l'appareil une couleur verte très-marquée. L'enfant, après avoir longtemps boité, quoique le membre malade eût absolument la même longueur que l'autre, marche aujourd'hui sans claudication sensible, et partage tous les jeux et travaux de ses frères, sans jamais se plaindre d'aucune douleur ; mais la partie antérieure et moyenne de la jambe offre encore une dépression considérable et d'autant plus marquée que les extrémités supérieure et inférieure du tibia sont beaucoup plus volumineuses que dans l'état ordinaire. Il y a aujourd'hui dix-sept mois que le séquestre a été extrait, et pourtant la cicatrice n'est pas encore complétement fermée. La plaie est couverte de légères croûtes, sous lesquelles suinte une suppuration, à peine sensible habituellement, mais qui augmente quand le malade fait quelques excès de travail. On sent bien de chaque côté une résistance osseuse; mais la partie moyenne semble encore un peu molle au toucher, quoique une dépression modérée n'y détermine aucune douleur. Quant au séquestre que j'ai actuellement sous les yeux, ses faces interne et externe sont parfaitement lisses et en tout semblables à celles d'un os sain, pris sur un sujet du même âge; sa face supérieure offre seule des rugosités qui paraissaient évidemment le résultat du travail que la nature avait commencé pour préparer celui de l'expulsion. La moitié de la paroi correspondante est déjà même détruite dans toute son épaisseur, et si l'os nécrosé fût resté plus longtemps en contact avec les parties voisines, je ne doute pas qu'elle n'eût été entièrement corrodée, et que celui-ci, une fois ouvert, n'eût été poussé lentement au dehors sans lésion de la moelle.

De cette observation, Lebel conclut que si la moelle produit de l'os elle ne le fait qu'avec une très-grande lenteur.

Voilà un grand nombre de faits pathologiques qui parlent éloquemment contre l'ossification de la moelle, en est-il qui lui soient plus favorables?

M. Bricheteau rapporte, dans un très-remarquable article du *Dictionnaire des sciences médicales*, que le Dr Tuilier lui montra un tibia de mulet dont les fragments fracturés étaient réunis par un cal osseux intérieur, malgré un écartement de 2 pouces. Pour le Dr Tuilier le cal s'était formé par l'ossification de la membrane médullaire. Ce fait est rapporté en ces simples mots, et nous regrettons que l'absence de tout détail réduise à néant un des rares faits favorables à l'ossification de la moelle.

MM. Broca et Verneuil présentèrent à la Société de biologie deux pièces qui peuvent être interprétées favorablement en faveur de l'ossification de la moelle. Celle de M. Broca est relative à une fracture du fémur par arme à feu; il y a une production osseuse dans le canal médullaire.

M. Broca saisit cette occasion pour s'élever contre l'opinion trop exclusive qui fait du périoste l'agent ossificateur par excellence et qui prive à peu près complétement la moelle de cette importante fonction. La seconde pièce, présentée par M. Verneuil, est une fracture du radius, avec bouchon osseux de tissu aréolaire remplissant la cavité médullaire au niveau de la fracture. Ces pièces, déposées au musée Dupuytren, ont été examinées par M. Ollier, et elles n'ont pas suffi pour porter la conviction dans son esprit.

M. Delore, chirurgien en chef, désigné, de la Charité a bien voulu nous montrer une pièce pathologique remarquable, qui serait très-favorable à l'opinion de l'ossification de la moelle. Cette pièce présente une belle ossification qui s'est faite dans une diaphyse nécrosée. Sa production osseuse a 6 ou 7 centimètres.

Ces derniers faits, quelle que soit la valeur qu'on leur reconnaisse, sont bien peu convaincants en face du nombre considérable d'observations qui contredisent formellement l'ossification de la moelle. Ils obligent à se tenir dans une grande réserve et à attendre que la clinique soit plus riche en faits favorables à ces sortes d'ossifications pour se prononcer d'une manière catégorique.

Après avoir exploré le champ de la clinique, passons à celui de l'expérimentation physiologique.

Nous avons vu que Troja avait le premier, par ses expériences, contribué à accréditer dans la science le rôle ostéogénique de la moelle. Ces expériences ont pendant longtemps régné sans rivales, aussi pendant longtemps ont-elles été la pierre angulaire sur laquelle se sont appuyés les partisans de l'ossification du tissu de la moelle.

M. Flourens est un des premiers qui aient répété les expériences de Troja. Il a dénudé de leur périoste le tibia de trois canards. L'expérience a duré vingt jours pour le premier, vingt-huit pour le second et trente et un pour le troisième. Chez tous, l'os ancien s'est mortifié ; chez tous, un os nouveau s'est produit dans le canal médullaire. Aussi M. Flourens se croit-il en droit de dire : « La membrane médullaire produit donc de l'os comme le produit le périoste. »

M. Cruveilhier a, de son côté, répété les expériences de Troja, il est arrivé à des résultats notablement différents.

Dans une première série d'expériences, il a isolé le périoste du tibia, sur une dizaine de lapins. Dix, vingt, trente jours, deux mois après, il retrouve le périoste recolé. Les mêmes expériences ayant été répétées sur les côtes, le recollement se fit si bien que l'expérimentateur ne put pas reconnaître les côtes saines des côtes opérées.

Dans une autre expérience, M. Cruveilhier dénude le fémur du périoste ; deux mois après, l'animal est sacrifié. L'os est nécrosé et entouré de toutes parts par du pus, si ce n'est en avant, où une ossification nouvelle s'est produite par le périoste. Dans d'autres expériences, il interpose entre le périoste et l'os des lamelles de plomb ou des fils métalliques, et toutes les fois que la membrane fibreuse de l'os suppure, il n'y a pas de formation osseuse nouvelle ; tandis qu'au contraire toutes les fois qu'elle ne suppure pas, cette formation a lieu.

Notons tout d'abord, et ce fait est pour nous d'une importance capitale, que la seule dénudation de l'os, dans les expériences physiologiques, est loin d'être suffisante pour produire la mortification de l'organe et la formation d'un os dans l'intérieur du canal médullaire.

Il s'agit maintenant d'interpréter les faits expérimentaux de Troja et de se demander quel est le mécanisme qui préside à la formation des ossifications intérieures de l'os, car les explications jusqu'ici admises sont en parfaite contradiction avec ce qu'on a observé cliniquement et expérimentalement sur le rôle du tissu médullaire.

M. Ollier a puissamment aidé à élucider cette question, et

ses expériences faites, non pas dans le but unique de confirmer des résultats obtenus, mais bien dans celui d'exercer sur elles un contrôle sévère, jettent sur ces points dificiles un jour tout nouveau. Ce n'est pas la moelle, sur le compte de laquelle il faut mettre ces ossifications intérieures, et ce qui le prouve, c'est qu'en privant les os de leur substance médullaire on obtient des productions osseuses plus rapides et plus complètes.

M. Ollier perfore le tibia d'un lapin en deux points, à 4 ou 5 centimètres de distance; puis, introduisant un stylet par ces perforations, il broie ou détruit la moelle. Il déblaye ensuite complétement la cavité de l'os par des injections d'eau ordinaire. Cela fait, la peau est exactement réunie au niveau des ouvertures, et l'animal est livré à lui-même pendant un temps de vingt à cinquante jours. S'il est jeune, vigoureureux et maintenu dans de bonnes conditions hygiéniques, il n'y a pas de suppuration et à plus forte raison de nécrose; au contraire, le tube diaphysaire se remplit de nouvelles jetées osseuses en avant des parois internes de l'os. Notons, comme point important au point de vue de la nutrition de l'os par la moelle, qu'elle n'a pas été enlevée aux extrémités de l'os, et que là elle s'est conservée à peu près intacte, quoique légèrement irritée par l'opération. Le mémoire de M. Ollier contient des figures qui donnent une excellente dée de ces pièces de physiologie pathologique.

M. Ollier répond lui-même à l'objection qui pourrait lui être faite sur la formation de l'os intérieur, par la moelle restée intacte, à l'aide de l'expérience suivante.

Il pratique une amputation du tibia au tiers inférieur, il vide le canal médullaire dans une étendue de 4 à 5 centimètres, puis il racle la surface interne de l'os, en refoulant en haut ce qui pourrait rester des débris de la moelle. La destruction de la moelle a été trop complète, et l'irritation de l'os trop forte, l'os s'est mortifié à la partie inférieure. Il faut noter toutefois que l'animal avait marché sur sa patte malade, et que l'os avait perforé la peau. Autour de ce point mortifié, se trouve un os nouvellement formé; au-dessus, le canal diaphysaire est complétement oblitéré par des productions osseuses nouvelles; à un troisième étage, se voient quelques grains osseux dus à la végétation de la face interne de la diaphyse.

Cette expérience est d'une très-grande importance. Elle montre les résultats divers que peut avoir l'irritation du tissu osseux. Si cette irritation atteint son maximum, elle a pour terminaison la nécrose; si elle est plus restreinte, on la voit au contraire se borner à des productions osseuses nouvelles, d'autant plus abondantes que l'irritation se trouve contenue dans des limites certaines.

Ici donc encore, l'ossification paraît être en rapport inverse avec l'intégrité de la moelle. Moins vous avez de moelle, plus vous obtenez d'os nouveau; plus vous avez de moelle, et moins vous obtenez d'os nouveau.

Il est clair maintenant, d'après ces seules expériences, que les ossifications médullaires obtenues par Troja doivent recevoir une interprétation différente de celles qu'elles ont reçues jusqu'à ce jour. Nous pourrions nous borner à montrer toute l'influence que l'irritation du tissu osseux a sur les productions osseuses nouvelles; mais il nous paraît bien plus profitable de suivre M. Ollier dans les expériences si fécondes qu'il a faites à ce sujet.

Pour montrer que les ossifications médullaires obtenues par Troja et ceux qui l'ont suivi, ne sont imputables qu'à l'irritation du système osseux, voici les expériences qu'il fait.

Il enlève la périoste du tibia, dans une étendue de 5 centimètres, sur deux lapins âgés de cinq mois. Cela fait, sur un des lapins l'os dénudé est entouré d'une lame métallique, et sur l'autre d'une enveloppe de calicot. C'est dans un but spécial que M. Ollier a ainsi varié l'expérience, car les corps métalliques étant mieux tolérés par l'organisme que les corps organiques, deux effets différents d'irritation devaient se trouver ainsi produits. C'est effectivement ce qui arriva : le lapin à la lame d'argent a à peine suppuré, l'autre au contraire a fourni une abondante suppuration.

Ces deux lapins ont été tués trente-trois jours après. L'os ne s'était pas accru en épaisseur ; il était chez les deux animaux d'un blanc mat, sans vaisseaux apparents. Une coupe longitudinale montra qu'extérieurement il n'avait pas augmenté de volume, mais qu'il avait subi un épaississement considérable aux dépens de son canal médullaire. La moelle était plus blanche et plus ferme qu'à l'état normal, mais ne contenait aucune trace d'ossification qui lui fût propre.

Les deux os sont déjà très-distincts ; chez le lapin qui avait subi l'irritation la plus forte, cette séparation est plus accentuée, la portion nécrosée comprend la presque totalité de l'os déjà formé au moment de l'expérience, les couches internes sont comprises dans la portion qui est encore vivante et qui a subi un épaississement très-notable.

« On voit, dit M. Ollier, que le premier phénomène qui suit la dénudation d'un os, c'est l'épaississement de cet os ; la nécrose de la partie dénudée n'est qu'un phénomène consécutif et dû d'ailleurs à une autre cause qu'à la dénudation. »

En répétant l'expérience (IX) de Troja, M. Ollier a encore vu que l'épaississement de l'os est le phénomène primitif, et que la nécrose ne survient que secondairement.

Ainsi donc les ossifications rapportées jusqu'à présent à la moelle ne lui appartiennent pas, et pour rendre au tissu osseux ce qui lui est dû, il faut admettre ce que l'expérience confirme, c'est-à-dire que les ossifications médullaires sont le résultat de phénomènes complexes de vie et de mort de l'os préexistant, suivis d'une hypertrophie interne due à l'irritation nécessairement produite par les manœuvres expérimentales.

Mais il est encore un moyen de prouver la vérité de cette

explication, que notre savant maître M. Ollier a, le premier, étayé par ses belles expériences. L'idée nous est venue que le régime garancé, si nul pour les autres questions physiologiques du tissu osseux, pourrait bien ici nous rendre quelque service. Si les ossifications intérieures des os longs, obtenues expérimentalement, sont en grande partie produites par la séparation de la couche interne de l'os de la couche externe nécrosée, et par son bourgeonnement, cette couche devra être colorée, au moins superficiellement, chez les animaux soumis au régime garancé avant l'opération, et laissés après au régime ordinaire. Pour vérifier cette conception de l'esprit, nous avons choisi trois pigeons âgés de deux mois seulement, et nous avons commencé par les soumettre au régime garancé, pendant huit jours. Un de nos trois animaux, tué au bout de ce temps, avait les os d'un beau rouge uniforme dans toute la masse osseuse. Chez les deux autres pigeons, nous pratiquons la dénudation du tibia qui se trouve être aussi nettement coloré, et non content de décoller et d'enlever le périoste, nous lavons la surface de l'os avec de l'eau alcoolisée. Immédiatement après l'opération, le régime garancé est laissé pour le régime ordinaire, et dix jours se passent avant que les animaux soient sacrifiés et autopsiés. Nous constatons comme d'habitude, que la couche extérieure est sèche, sans vaisseaux apparents, presque aussi bien colorée que le jour de l'opération. Au-dessus et au-dessous de l'espace où le périoste a été dénudé et enlevé, l'irritation a produit des végétations osseuses considérables. Une coupe longitudinale nous montre que la partie interne de l'os a continué à vivre, et ce qui prouve que c'est la partie interne de l'os qui occupe l'espace médullaire, c'est que la couche la plus superficielle est encore très-évidemment garancée, quoique la coloration soit beaucoup moins apparente que sur l'os mort. De la partie interne de cette couche encore vivante se détachent des productions très-irrégulières, tout à fait incolores, qui obstruent à peu près complétement le canal diaphysaire, dans certains points. La moelle qui y est encore contenue est plus dure, plus résistante qu'à l'état normal, mais un examen minutieux montre qu'elle ne contient aucune production osseuse, indépendante de celles que nous venons de voir produites par la face interne de l'os.

De tout ce qui précède, nous croyons qu'il est logique de conclure que les ossifications médullaires obtenues dans les expériences sont dues : 1° à un épaississement de l'os par additions de couches nouvelles à la surface interne ; 2° à une nécrose périphérique comprenant une partie de l'os primitif. Et généralisant davantage, nous dirons que, *dans les expériences de décollement du périoste suivi de nécrose, les ossifications intra-médullaires ne sont pas dues à la moelle elle-même, mais bien aux couches et à la surface internes de l'os.*

On voit donc, par ce que nous venons de dire précédemment, que les ossifications qui se rencontrent dans l'intérieur du canal médullaire, ne prouvent pas beaucoup en faveur du pouvoir ostéogénique de la moelle, et qu'une mauvaise interprétation des faits avait seule jusqu'à présent pu y faire croire.

En face de ces observations pathologiques, en face de ces phénomènes d'ossification, qui n'appartiennent que par l'apparence à la moelle, nous devons naturellement nous demander s'il n'est pas enfin quelque condition favorable à l'ossification du tissu médullaire. Pour résoudre la question nous ne pouvons mieux faire que de recourir encore à l'excellent mémoire de M. Ollier, qui déjà nons a donné la connaissance de tant de faits intéressants. M. Ollier a cherché à isoler sur place le cylindre médullaire des os longs, et malgré la difficulté inhérente à cette expérience, il y est parvenu après un grand nombre d'essais infructueux.

Dans une première expérience faite sur un lapin, M. Ollier

a isolé la moitié antérieure du cylindre diaphysaire du radius, et il a passé au-dessous de la moelle une mince feuille d'argent qu'il a repliée de façon à en faire un tube parfaitement isolant. L'animal sur lequel il opérait était âgé de six mois. Au bout de vingt-deux jours, il fut sacrifié : la moelle avait augmenté de consistance, mais on n'apercevait aucune trace d'ossification.

Sur un deuxième lapin, M. Ollier a dénudé soigneusement le périoste du tibia ; puis, ce premier temps une fois accompli, il a fait éclater l'os, et il a retiré tous les fragments osseux avec une minutieuse attention, afin de ne pas irriter le cylindre médullaire.

Après vingt-quatre jours, l'animal est sacrifié : tout ce qui était isolé de moelle était remplacé par un tissu celluleux qui ne présentait pas la moindre trace d'organisation osseuse. Aux points extrêmes où la moelle était encore en continuité avec le tissu osseux, on observait des renflements considérables qui avaient presque oblitéré le canal central de l'os ; mais ces renflements de nouvelle formation n'avaient rien de commun avec le tissu de la moelle. Ils étaient bien évidemment produits par l'irritation qu'avaient subie les deux extrémités osseuses une fois fracturées. Ce dernier point démontre une fois de plus la susceptibilité inflammatoire de l'os et la facilité avec laquelle se produit du tissu osseux là où agissent des agents d'irritation.

Ces expériences ne sont pas les seules qu'ait faites M. Ollier. Il est encore parvenu à isoler plus complétement le cylindre médullaire des parois de la diaphyse. Il pratique cet isolement à l'aide d'un cylindre d'argent à minces parois, qui est enfoncé dans le corps du tibia après amputation préalable. C'est avec ces expériences qu'il a pu obtenir des cylindres osseux nettement formés. Mais, dans un bon nombre de cas, l'ossification ne se fit pas, la moelle se contenta de devenir fibreuse ; d'autres fois, elle devint exubérante et fit hernie à la partie inférieure du tube, à la manière d'un champignon fongueux, sans s'ossifier bien entendu ; d'autres fois enfin, elle suppura, et le résultat fut encore négatif.

Ces expériences était trop attrayantes pour que nous ne nous fissions pas un devoir de les reproduire.

Le 8 septembre 1864, nous amputons la cuisse d'un lapin, et après cette section nous engageons dans la diaphyse du fémur un cylindre de plomb à parois très-minces, mesurant à peu près en longueur $0^{m},025$; nous suturons la plaie avec un grand nombre de points de suture métallique et nous livrons à lui-même l'animal qui nous paraît profondément débilité par l'opération qu'il vient de subir. Il meurt six heures après l'opération.

M. Ollier eut l'obligeance de nous avertir que lui-même n'avait jamais réussi en opérant sur le fémur, et que les animaux succombaient constamment. Nous prenons alors le tibia comme os d'élection et nous répétons la précédente expérience. Quatre lapins sont opérés le même jour (10 sept.), tous dans les mêmes conditions ; tous sont amputés au tiers inférieur du tibia et tous reçoivent dans leur canal diaphysaire un cylindre d'argent très-mince de $0^{m},025$ de longueur. L'introduction de ce cylindre ne nous paraît pas très-facile ; nous sommes même obligés d'user d'une certaine force pour le faire pénétrer assez profondément. Nous suturons les quatre plaies, et les animaux sont livrés à eux-mêmes. Le premier phénomène que nous constatons le lendemain est une hernie du tibia qui s'est produite chez tous nos animaux à des degrés différents. La partie inférieure du tube médullaire est pleine de poussière et de corps étrangers. Nous lavons soigneusement les plaies et appliquons à chaque animal un petit appareil amidonné, destiné à prévenir le retour de cet accident. Nos animaux ne paraissent pas sérieusement incommodés par les opérations qu'ils ont subies ; ils mangent abondamment, courent et sautent sans beaucoup plus de gêne qu'avant leur mutilation.

Le 10 octobre, ils sont sacrifiés. Chez les trois premiers lapins, lésions à peu de chose près uniformes. Le moignon de l'amputation est gonflé, l'os fait encore saillie à travers la peau, malgré le soin que nous avons pris de changer à deux reprises les appareils amidonnés. L'os est entouré d'un pus caséeux assez abondant, il est nécrosé dans toute la partie correspondante au tube métallique, qui lui-même est obturé par une substance ressemblant à du sang desséché. Toute trace d'organisation a disparu dans cette matière brunâtre qui, bien entendu, ne renferme aucune production osseuse. Un os nouveau s'est formé autour de l'os ancien, absolument comme dans les expériences de Troja. Au-dessus du tube métallique, le canal médullaire est à peu près complétement obturé par des ossifications nouvelles venant de la paroi interne de l'os. La moelle se présente à ce niveau sous l'aspect d'un prolongement filiforme, plus dur et plus résistant qu'elle ne l'est de coutume.

Chez le quatrième lapin la moelle avait continué à vivre dans la partie supérieure du tube. Elle communiquait avec la moelle de la partie supérieure de l'os par un filet d'aspect celluleux, au niveau duquel les parties diaphysaires avaient subi un épaississement considérable. La moelle du tube ne présentait aucune trace d'ossification apparente, et le microscope n'y faisait découvrir aucun élément en voie de transformation osseuse. Un nouvel os s'est produit autour de l'ancien, mais il a atteint un développement beaucoup moins complet que ceux engendrés chez les autres lapins.

Ces expériences sont, nous en convenons, très-incomplètes, elles n'en démontrent cependant pas moins combien il est difficile à la moelle de s'ossifier. Les belles expériences de M. Ollier conservent néanmoins toute leur valeur, elles consacrent définitivement un point de la physiologie de la moelle, et nous croyons qu'elles rendent inattaquable la proposition suivante : *Par suite de l'irritation de son tissu propre, la moelle s'ossifie, elle peut même s'ossifier lorsqu'elle a perdu tout rapport avec le tissu osseux qui l'entoure.*

Nous avons cru devoir passer sous silence, comme peu probante, une expérience de M. Flourens, faite dans le but d'établir que la moelle possède un pouvoir ossificateur analogue à celui du périoste. M. Flourens engage transversalement dans les parois de la diaphyse des petites canules d'argent, qui communiquent d'une part avec la moelle et de l'autre avec le périoste. On voit le périoste et la moelle s'engager dans le tube métallique, qui finit par contenir au bout d'un certain temps des noyaux d'ossification. Il est bien évidemment trop difficile de faire la part respective d'ossification qui revient à la moelle et au périoste, pour que nous puissions faire entrer cette expérience en ligne de compte, à côté des expériences rigoureuses que nous avons déjà citées.

CHAPITRE II.

De l'absorption par la moelle des os longs et de son rôle pendant la période d'accroissement de ces organes et après leur complet développement.

S'il est physiologique de juger la puissance d'absorption d'un organe par la richesse de sa trame vasculaire, on peut conclure *a priori* que le tissu médullaire des os longs doit occuper dans cette grande fonction une place des plus importantes.

Les physiologistes modernes se sont contentés de cette conclusion sans lui donner toutefois la sanction de l'expérience, et la voix des faits biologiques, si féconde déjà pour tout ce qui touche au système osseux, était restée muette à cet égard. La nouveauté, et, nous devons le dire, la difficulté de ce genre d'expérimentation, mais surtout les résultats très-importants auxquels nous croyons être arrivé nous ont fait donner à cette étude toute la sollicitude qu'elle mérite. Ces résultats ont dépassé de beaucoup notre attente. Nous avons multiplié nos premières expériences pour leur donner toute la certitude désirable ; nous avons varié les conditions de l'expérimentation sans nous écarter des mêmes bases physiologiques, et toujours nous avons été amené à la connaissance de faits confirmatifs les uns des autres.

Nous exposerons successivement trois séries d'expériences.

1° Dans la première série, il sera question d'expériences faites par les os longs : fémur, tibia, humérus, radius et cubitus ;

2° Dans la seconde, nous passerons en revue les conditions qui peuvent influencer le résultat de ces expériences, et nous nous trouverons naturellement amené à discuter la part proportionnelle qui revient aux différents vaisseaux médullaires dans l'absorption. Nous compléterons ces notions en rappelant les principaux faits physiologiques et pathologiques dont ces expériences sont corrélatives et qui démontrent tous les jours l'activité absorbante de la moelle des os ;

3° Enfin la troisième série comprendra les expériences faites sur l'absorption dans différents organes (poumon, foie, péritoine, etc.), dans le but de juger comparativement de l'activité de cette fonction dans la moelle des os longs.

PREMIÈRE SÉRIE D'EXPÉRIENCES.

Expériences faites sur la diaphyse des os longs et spécialement sur celle du fémur. — Injection intra-médullaire de nitrate de strychnine et de cyanure de potassium. — Absorption rapide. — Symptômes toxiques promptement mortels.

Nous choisissons pour notre première expérience le nitrate de strychine à la dose de 0 gr. 30 pour 30 gr. d'eau distillée. La rapidité des accidents, quoique légèrement variable dans les différents cas, a toujours été trop grande pour permettre de juger du résultat avec une exactitude minutieuse, critérium de toute bonne evpérimentation physiologique. Nous citerons cependant deux de ces expériences, parce qu'elles ont été faites avec un soin rigoureux, que le temps y a été noté avec une scrupuleuse attention, et que ce sont elles qui les premières nous ont mis sur la voie de la prodigieuse activité du pouvoir absorbant de la moelle des os.

Première expérience. — Le 15 septembre 1864, sur un lapin albinos de 4 mois, nous mettons à découvert la face antérieure du fémur droit, au niveau de la partie moyenne de sa diaphyse, nous décollons le périoste, et à l'aide d'un perforateur, nous creusons un orifice osseux suffisant pour admettre une canule de Pravaz. Afin d'empêcher tout retrait du liquide au dehors de la cavité médullaire, nous enroulons à l'extrémité de la canule du fil ciré destiné à boucher hermétiquement l'orifice. Cela fait, nous chargeons de 8 gouttes de solution toxique la seringue de Pravaz, et nous procédons à l'injection. A peine 4 gouttes sont-elles injectées, cinq secondes après que le piston eut été mis en mouvement, que l'animal est pris de convulsions tétaniques et succombe en dix secondes.

Deuxième expérience. — Sur un lapin de la même portée que le précédent, nous pratiquons le même jour (15 septembre 1864) la même injection toxique; même dose, même procédé opératoire, mêmes symptômes, même terminaison.

Dans ce cas seulement la mort arrive au bout de douze secondes.

Ces deux premières expériences démontrent déjà la puissance d'absorption de la moelle des os longs. Nous les avons répétées un nombre considérable de fois et toujours nous avons obtenu des résultats analogues ; toujours la mort est arrivée en dix, douze, quinze secondes; dans deux cas même, sans que les animaux présentassent des conditions particulières, elle arriva en moins de dix secondes.

Mais, tout en nous réjouissant de cette instantanéité des accidents produits, nous ne nous dissimulions pas qu'elle s'opposait à toute bonne expérience comparative et qu'elle pouvait être la source de nombreuses erreurs. Aussi eûmes-nous l'idée d'appeler à notre aide un poison moins actif dans ses effets et dont la présence dans l'organisme fût d'une constatation facile.

Le cyanure de potassium, tant exploité par la physiologie contemporaine, nous parut réaliser les conditions que nous demandions à la toxicologie. Pour avoir une liqueur dont le titre fût parfaitement connu et invariable, nous choisîmes une solution saturée du sel potassique.

Voici les expériences qu'il nous a permis d'entreprendre :

I.

Injections faites dans la cavité médullaire du fémur.

Première expérience. — Le 17 septembre 1864, sur un lapin vigoureux, âgé de 6 mois, indemne de toute tentative physiologique, nous mettons à nu un des points de la diaphyse du fémur droit, nous perforons l'os et, avec les précautions indiquées dans nos deux premières expériences, nous injectons 10 gouttes de solution de cyanure à concentration. A peine l'injection est-elle achevée que la respiration se suspend ; le cœur s'arrête brusquement, les muqueuses labiales et conjonctivales pâlissent, les muscles de l'œil et des lèvres sont animés de légers spasmes, l'animal tombe sur le côté ; il est agité de quelques convulsions cloniques auxquelles succèdent des mouvements d'extension, marqués surtout dans le train postérieur, et tout phénomène vital disparaît au bout de dix-sept secondes.

L'autopsie, immédiatement pratiquée, nous montre le cœur complétement inerte, distendu par le sang et ne répondant plus aux excitants mécaniques; les mouvements péristaltiques de l'intestin sont également arrêtés. Si nous signalons ces deux faits, c'est qu'ils sont effectivement bien dignes d'attention ; il nous est arrivé de sacrifier un grand nombre d'animaux par la section du bulbe rachidien ; mais, quelle que fût la rapidité de la mort, toujours le cœur continuait pendant quatre ou cinq minutes ses évolutions circulatoires, qui disparaissaient graduellement; mais alors même l'irritabilité de l'organe était facilement réveillée par des excitants mécaniques : piqûre, incision, etc. Les mouvements péristaltiques continuent pendant un temps moins long, et seulement à la condition que les animaux ne seront pas à jeun. Sur tous les lapins qui ont servi à nos expériences, nous avons observé cette différence remarquable au point de vue de la toxico-dynamie. Bien souvent nous en avons rendu témoin notre excellent ami Biot, interne des hôpitaux, qui a bien voulu nous prêter dans toutes nos expériences un concours aussi obligeant qu'éclairé, et à qui nous sommes heureux de pouvoir manifester ici toute notre reconnaissance.

Deuxième expérience. — Le 2 septembre, perforation du fémur droit sur un lapin de 6 mois, très-vigoureux; injection de la dose ordinaire (10 gouttes de solution saturée de cyanure de potassium). Mort en dix secondes.

Troisième expérience. — Le 8 septembre, injection dans le fémur gauche d'un lapin de 5 mois, de 10 gouttes de la liqueur employée. Mort en vingt-cinq secondes. Nous devons noter que dans cette expérience nous avons été contrarié par les mouvements de l'animal qui, d'une vigueur peu commune, faisait de puissants efforts pour se débarrasser de nos étreintes. Cette cause, aussi bien que la quantité considérable de tissus divisés, a eu pour résultat une hémorrhagie assez abondante.

Quatrième expérience. — Le 26 septembre, autre injection intra-médullaire dans le fémur droit d'un lapin de 3 mois, auquel longtemps auparavant on avait pratiqué une résection sous-périostée du radius; la plaie de la première opération est totalement cicatrisée, l'os reproduit, et l'animal est dans de bonnes conditions générales. L'injection est faite par le procédé ordinaire; l'animal succombe au bout de vingt-trois secondes.

Cinquième expérience. —Voici un cas dans lequel la mort a été beaucoup plus prompte : le 26 septembre, sur un lapin de 3 mois sur lequel on avait fait une transplantation du périoste dans la région frontale, et qui ne conservait de son premier traumatisme physiologique qu'une fort remarquable production osseuse, nous faisons l'injection usitée; la mort arrive en seize secondes.

Sixième expérience. — Le 26 septembre, sur un autre lapin 3 mois, même injection dans le fémur droit. Mort en dix-huit secondes.

Il nous serait facile d'allonger à l'infini la liste de ces expériences; mais comme toutes nous ont donné des résultats identiques, il nous paraît inutile d'encourir les dangers d'une énumération fastidieuse et au moins inutile. Dans toutes les expériences que nous avons pratiquées, la mort s'est produite dans un laps de temps de quinze à vingt-cinq secondes. Ces deux chiffres, minimum et maximum, donnent, ce nous semble, une très-bonne idée de la rapidité avec laquelle se sont produits les symptômes mortels.

II.

Injections faites dans le tibia.

Dans un second groupe d'expériences, nous avons opéré sur la moelle du tibia; les résultats n'ont pas été moins satisfaisants. Nous avons cru devoir conserver encore la même injection et la même dose; la clarté des résultats ne pouvait manifestement qu'y gagner.

Première expérience. — Le 20 septembre, sur un lapin de 4 mois, nous poussons l'injection dans la partie moyenne de la diaphyse tibiale. Mort en trente secondes.

Deuxième expérience. — Le 22 septembre, pareille opération est pratiquée sur un lapin de 5 mois. Mort en vingt-six secondes.

Troisième expérience. — Le 26 septembre, un lapin de 3 mois reçoit la même injection dans la cavité de son tibia. Mort en vingt-deux secondes. Cet animal avait subi une transplantation périostique dont il était parfaitement remis.

Quatrième expérience. — Le 27 septembre, injection tibiale faite sur un jeune pigeon à qui, trois semaines auparavant, nous avions fracturé l'humérus dans le but de faire des études sur la médullisation des cavités respiratoires des oiseaux. Le cal s'était formé très-activement, et l'animal présentait toutes les conditions de vigueur désirables; la mort est arrivée en quinze secondes.

Cinquième expérience. —Le 2 octobre nous renouvelons cette injection dans le tibia d'un pigeon, amputé quatre mois auparavant de la cuisse du côté opposé, et dont le moignon était complétement cicatrisé; la mort arriva en onze secondes.

On voit que, dans ce second groupe d'expériences, les effets produits paraissent avoir été moins rapides que dans le premier, au moins chez les lapins. Cette différence se traduit par un minimum de vingt-deux secondes et par un maximum de trente. Elle a été constante, quoique avec de legères variations, dans toutes nos injections tibiales.

III.

Injections dans l'humérus.

Les raisons qui nous avaient déterminé à conserver pour les os du membre inférieur une injection et une dose absolues ont encore prévalu ici; ce troisième groupe d'expériences a donc été fait dans des conditions identiques aux premières. Ici nous eûmes quelques difficulés à surmonter; elles vinrent de ce que dans le principe nous avions essayé de mettre l'os à découvert par sa face postérieure; la section du triceps donnait toujours lieu à une hémorrhagie plus ou moins considérable, et nous prouverons tout à l'heure que cette condition est des plus fâcheuses pour le succès des opérations de la nature de celles que nous pratiquions. Nous cherchions donc à être plus heureux en abordant la face interne, qui nous paraissait tout d'abord avoir donné lieu à des hémorrhagies plus graves ; notre attente fut trompée, et avec quelques ménagements nous parvînmes à éviter les vaisseaux que nous appréhendions, tout en ayant sur la face interne de l'os un champ assez vaste pour agir en toute liberté.

A l'aide de ce procédé, nous répétâmes un certain nombre d'injections intra-diaphysaires, les résultats généraux ont concordé avec les précédents, la mort a même été plus rapide ; aussi, malgré la monotonie inhérente à leur énumération, nous sommes-nous cru obligé de reproduire ici au moins les principaux.

Première expérience. — Le 21 septembre, sur un lapin à qui, quinze jours auparavant, nous avions lié l'artère crurale droite dans le but d'étudier d'autres phénomènes biologiques de la moelle des os, nous faisons du côté gauche l'injection habituelle. La mort arriva au bout de vingt-cinq secondes.

Deuxième expérience. — Le 24 septembre, sur un lapin de quatre mois, qui avait subi la même opération que le précédent; injection; mort en douze secondes.

Troisième expérience. — Le 26 septembre, troisième injection, mort en quinze secondes.

IV.

Injections dans les os de l'avant-bras.

Première expérience. — Le 24 septembre, injection faite dans le radius d'un lapin de trois mois et demi. Mort en vingt-sept secondes.

Deuxième expérience. — Le même jour, seconde injection faite dans le radius d'un lapin du même âge; terminaison fatale en vingt-deux secondes.

Troisième expérience. — Le lendemain 25 septembre, nous opérons sur le cubitus d'un lapin de six mois, mort en vingt-neuf secondes.

Nous nous arrêtons dans cette monotone énumération d'expériences toutes uniformes et par les conditions opératoires et par les résultats; nous voulons cependant, avant de déserter ce chapitre, faire remarquer que, quelque minime que soit la différence de temps écoulé entre l'injection et la mort dans nos expérienees sur les os des membres supérieurs et sur ceux des membres inférieurs nous avons toujours vu les premiers avoir le privilége d'une instantanéité plus grande. Constamment cette condition s'est réalisée dans nos expériences sur les os des membres supérieurs, et c'est parce que nous avons pu la vérifier un très-grand nombre de fois que nous nous sommes décidé à la signaler d'une façon spéciale.

DEUXIÈME SÉRIE D'EXPÉRIENCES.

Conditions qui peuvent influencer les résultats des précédentes expériences. C'est aux vaisseaux nourriciers que revient la principale part dans l'absorption diaphysaire. — Faits physiologiques et pathologiques.

I.

Nous n'avons pas l'intention de traiter dans ce paragraphe des conditions générales qui peuvent influencer l'absorption dans le système médullaire des os longs, il est de toute évidence qu'elles agissent ici avec une activité plus grande encore que dans les autres organes, nous voulons seulement appeler l'attention sur quelques détails opératoires qui peuvent retarder ou même complétement empêcher les accidents toxiques.

Nous avons noté, dans notre troisième expérience sur le fémur, qu'une hémorrhagie assez considérable s'était produite et qu'un retard dans l'empoisonnement en avait été la conséquence. Comme c'était la première fois que cette complication traumatique apparaissait, nous ne saisîmes pas de suite la relation de cause à effet qui existait naturellement entre elle et le retard apporté à la terminaison fatale. Ce ne fut que plus tard, après un assez grand nombre d'expériences, que cette relation nous parut évidente, surtout dans nos injections humérales, pour lesquelles nous faisions, dans le principe, des délabrements considérables, qui produisaient inévitablement des hémorrhagies plus ou moins abondantes. Ces mauvaises conditions opératoires nous donnaient pour l'humérus insuccès sur insuccès; alors que l'absorption dans les autres os longs s'effectuait admirablement au gré de nos désirs ; on a vu qu'un changement complet était survenu dans les résultats avec un procédé opératoire différent.

Nous ne parlons pas ici des hémorrhagies qui auraient leur source dans une plaie de la veine nourricière de l'os, mais bien des lésions vasculaires du membre, autres que celle-ci, capables de donner lieu à un notable écoulement sanguin. Cette observation nous paraît parfaitement légitimée par les expériences suivantes :

Le 23 septembre 1864, sur deux lapins très-vigoureux, tous deux âgés de cinq mois, nous divisons le triceps fémoral au-dessous du point où la veine nourricière va se jeter dans la veine crurale, tout en prenant soin de n'intéresser ni l'une ni l'autre de ces veines, l'hémorrhagie nous paraissant assez considérable (15 ou 20 grammes de sang s'étaient à peu près écoulés chez chaque animal), nous poussons dans le fémur l'injection à 10 gouttes, qui dans les deux cas fut suivie d'accidents légers qui disparurent très-promptement.

Cette difficulté de l'empoisonnement tenant à l'hémorrhagie paraîtra toute naturelle si l'on veut bien réfléchir qu'en soustrayant une notable quantité de sang au système vasculaire d'un membre, alors même que les causes traumatiques portant au-dessous des vaisseaux sur lesquels on a localisé l'action absorbante, on diminue d'autant la vitesse de la colonne veineuse ascendante principale en détruisant un très-grand nombre de vaisseaux afférents, c'est-à-dire autant d'organes contractiles et musculaires, et en empêchant le *vis a tergo* qui joue dans la circulation des veines un si large rôle.

Nous tenions beaucoup à insister sur la valeur de l'hémorrhagie dans ces expériences sur l'absorption osseuse, afin que, si quelqu'un nous faisait l'honneur de reproduire nos expérience, il n'eût pas, comme nous, à faire école, et qu'il pût d'emblée prendre les moyens nécessaires contre cet ennemi physiologique.

Nous ne saurions aussi trop recommander de ne procéder à la perforation de l'os qu'avec les plus grands ménagements, de façon à ne pas produire d'hémorrhagie intra-médullaire, accident si défavorable à l'absorption. On arrivera à cette fin plus facilement qu'on ne le croirait de prime abord en enroulant à 2 millimètres environ de l'extrémité libre de la canule un fil fortement ciré, qui remplira le double usage d'empêcher le retrait du liquide toxique au dehors et la pénétration intempestive de la canule dans l'organe médullaire.

II.

Nos premières expériences nous conduisirent à nous demander quelle était la part respective qui revenait à chaque groupe de vaisseaux alimentant la moelle. Pour trancher cette question assez délicate, nous établissons les expériences suivantes :

Le 27 septembre, sur trois lapins placés dans d'excellentes conditions physiologiques (tous trois ne sont âgés que de trois mois et quelques jours et tous trois à jeun depuis dix heures), nous lions la veine nourricière de l'os et nous injectons dans la moelle la dose ordinaire de cyanure de potassium. Dans les trois cas nous n'obtenons aucun effet appréciable.

Ces dernières expériences, malgré la clarté et l'unanimité de leurs résultats, étaient loin de nous satisfaire. En liant seulement la veine, nous ménagions dans la cavité médullaire l'abord d'une quantité relativement considérable de sang qui, ne trouvant pour rentrer dans la circulation veineuse que des voies indirectes et insuffisantes, distendait les parois des vaisseaux, et on sait à quel point ce trop plein vasculaire est ennemi de toute absorption régulière. Cette tension nous était au reste démontrée : 1° par la difficulté que nous éprouvions à empêcher le liquide toxique de ressortir de l'os, une fois l'injection achevée ; 2° par l'hémorrhagie aussi abondante que constante qui arrivait invariablement au moindre contact des instruments avec la surface médullaire.

Il nous parut alors plus logique de lier à la fois l'artère et la veine nourricières.

Le 28 septembre, nous pratiquons cette opération sur trois autres lapins placés dans les mêmes conditions que ceux opérés la veille. Le résultat fut absolument identique : nous n'obtînmes l'effet toxique chez aucun des animaux en observation.

Comme expérience complémentaire, nous cherchons à n'oblitérer la veine que temporairement, afin de pouvoir facilement et rapidement rétablir la circulation veineuse une fois l'injection introduite dans l'os, pour voir si dans ces conditions l'empoisonnement aurait encore lieu.

Le 30 septembre 1864, sur cinq lapins de même vigueur, ayant environ de trois à quatre mois, nous mettons à découvert la veine nourricière du fémur (nous avons encore choisi cet os de préférence, parce qu'ayant fait un très-grand nombre de ligatures de ses vaisseaux nourriciers, il nous est très-facile de les découvrir, nous passons au-dessous de la veine une anse de soie qui nous permet d'interrompre à volonté la colonne sanguine qui la traverse. Ce manuel opératoire est loin d'être aussi simple qu'il le paraît de prime abord; l'opération est très-douloureuse, attendu qu'elle nécessite de nombreux froissements du nerf crural intimement lié au paquet artério-veineux qu'on est obligé de dissocier pour arriver sur la veine de l'os. A chaque contact d'un instrument étranger avec cet organe sensitif, l'animal exécute des mouvements brusques qui, dans deux cas, ont déchiré la veine sous laquelle nous avions déjà passé une anse de fil et ont rendu par là infructueuses deux de nos expériences.

Sur les trois autres lapins, nous prenons les précautions nécessaires pour obvier à cet accident. Après les avoir solidement fixés sur une table par les quatre membres, nous mettons la veine à découvert, et, avec tous les ménagements désirables, nous la circonscrivons dans une anse de fil, nous procédons à la dénudation de l'os par la même incision un peu agrandie à son extrémité inférieure et nous pratiquons la perforation destinée à recevoir la canule. Nous poussons alors l'injection habituelle pendant qu'on soulève sans secousse l'anse de fil de la veine nourricière. Averti du reflux probable de l'injection au dehors de la cavité médullaire par nos expériences antérieures, nous laissons la canule en place une fois l'injection faite, et l'immobilité forcée de l'animal rend cette précaution facile.

Chez le premier lapin la circulation est ainsi interrompue

pendant seize secondes durant lesquelles l'animal ne donne pas les signes habituels d'intoxication. Les globes oculaires ne se convulsent pas, les conjonctives ne se décolorent pas, il n'y a pas de spasme des muscles respiratoires, les mouvements du cœur continuent, et rien enfin n'annonce le passage dans le sang d'une quantité efficace de l'agent toxique. Au bout de seize secondes on coupe une des extrémités du fil au niveau de la plaie et l'autre peut être facilement retirée. Immédiatement la scène change, l'animal, qui jusqu'à présent était resté paisible, fait de puissants efforts pour briser les liens qui le retiennent, et que nous coupons alors pour rendre les phénomènes toxico-adynamiques plus apparents. A ces efforts convulsifs succède un affaissement extrême, l'animal tombe sur le côté droit, ses muqueuses se décolorent, sa paupière s'abaisse, nous observons quelques convulsions cloniques des membres auxquelles succèdent des mouvements d'extension, le cœur s'arrête, la respiration l'imite, et tout acte vital disparaît cinquante-cinq secondes après la section de la ligature.

Sur le second lapin, la ligature est coupée dix-huit secondes après la fin de l'injection; la mort arrive par les mêmes phénomènes quarante-sept secondes après la section du fil.

Nous avons eu ici une terminaison fatale plus rapide, quoique le temps écoulé entre la section du fil et la fin de l'injection ait été plus long. Nous attribuons cette circonstance à la perfection de notre mode opératoire, plus grande dans ce cas que dans le premier, où la séparation de l'artère et de la veine ne s'était pas effectuée sans une certaine difficulté et où il y avait eu une légère attrition des parois veineuses.

Chez le troisième lapin en expérience, le laps de temps au bout duquel nous avons fait la section de la ligature a été plus long de quelques secondes; les symptômes produits ont été plus graves, mais la mort n'en a pas été la conséquence.

III.

Ces expériences, quoique très-précices, ne demandaient cependant pas moins qu'une contre épreuve. Nous cherchions à localiser, pour ainsi dire exclusivement, sur la veine et l'artère nourricière de l'os toute la circulation intra-médullaire, et tout d'abord cette condition anatomique ne me parut pas d'une réalisation bien facile. Les difficultés nous paraissent surtout provenir de la disposition des vaisseaux de l'épiphyse supérieure du fémur, os que nous avons choisi de préférence pour nos expérimentations physiologiques et auquel nous tenons, autant que possible, à ramener comme une sorte d'unité physiologique toutes les notions nouvelles que nous acquérons sur les os longs. Cependant, en réfléchissant à la disposition anatomique des muscles de la cuisse de l'animal que nous avons choisi pour nos expériences, l'idée nous vint que nous pourrions assez facilement arriver sur l'épiphyse supérieure entre les muscles de la couche antérieure. D'un autre côté, le canal nourricier du lapin étant situé très-haut sur la face interne du fémur, presque immédiatement au-dessous de la tête fémorale, nous pensions qu'avec peu de délabrements nous parviendrions à priver l'épyphyse supérieure de tout secours vasculaire sans amener d'hémorrhagie assez notable pour opposer un obstacle sérieux à nos résultats physiologiques.

Il était aisé, d'un autre côté, de l'isoler complétement des vaisseaux de l'épiphyse inférieure. Voici donc les opérations que nous faisons le 1er octobre 1864, sur trois lapins de deux mois :

Nous commençons par lier l'artère et la veine crurales; l'artère au-dessous du point d'où naît l'artère nourricière, la veine au-dessous du point où elle reçoit la veine correspondante. Cette opération très-simple effectuée sans hémorrhagie, nous faisons une incision à la partie externe et supérieure de la cuisse, entre les masses musculaires antérieure et postérieure; à la faveur de cette incision nous séparons, l'espace celluleux qui unit ces deux régions de muscles, nous arrivons ainsi directement sur l'os, presque sans avoir ouvert un vaisseau. A ce temps de l'opération, nous coupons les muscles qui s'insèrent au grand trochanter, en ayant soin de comprimer les masses musculaires divisées pour opposer une limite à tout écoulement sanguin un peu considérable. Enfin, dans un troisième temps, nous désarticulons la tête fémorale. Cela fait, nous écartons avec un instrument mousse tous les tissus périosseux du cinquième supérieur de l'os jusqu'au niveau du canal nourricier. Nous résolvons donc ainsi à peu près complétement le problème de l'isolement des vaisseaux nourriciers; il ne nous reste que la circulation de la veine et de l'artère médullaires, et c'est alors seulement que nous procédons à l'injection, après avoir mis à découvert la diaphyse fémorale en prolongeant l'incision qui m'a servi à la désarticulation. Les trois lapins soumis à ce genre d'expérience ont succombé le premier en vingt-sept secondes, le second en trente-deux secondes, le troisième en quarante secondes.

Le 11 octobre, nous renouvelons cette expérience sur un lapin de un mois et demi; le procédé opératoire employé est exactement le même que celui que nous venons de décrire : la mort est arrivée au bout de trente secondes.

Les résultats si probants dans ces quatre cas nous confirmèrent pleinement dans la haute idée que nous avions conçue de la part que prennent les vaisseaux nourriciers dans la circulation des os longs.

Enfin, sous l'inspiration de M. Ollier, nous avons, dans ces derniers temps, pratiqué sur de jeunes animaux un grand nombre de ligatures des vaisseaux nourriciers du fémur. La logique nous disait que, si ces vaisseaux jouent en réalité un si grand rôle dans l'absorption des couches internes du tissu compacte diaphysaire, en en privant la diaphyse nous devions nécessairement amener une augmentation dans l'épaisseur des parois osseuses du canal médullaire. Ici encore la logique des faits ne s'est pas démentie, et nous avons obtenu sur un grand nombre d'animaux les résultats que le raisonnement naus faisait prévoir. Nous attendons cependant d'avoir des expériences plus complètes et plus nombreuses pour faire de ce sujet important le but d'un travail spécial.

TROISIÈME SÉRIE D'EXPÉRIENCES.

Injections comparatives dans le poumon, la trachée, le foie et e péritoine.

A. *Injections dans le poumon et la trachée.* — Toutes les fois que nous avons fait des injections sur le système osseux, nous avons comparativement pratiqué la même injection soit dans le poumon, soit dans un autre tissu d'un second animal placé autant que faire se pouvait dans les conditions du premier. Nous devons dire cependant qu'elles ont été faites sur le poumon, avec une prédilection raisonnée, à cause de l'activité absorbante bien connue de cet organe.

Nous ne rappellerons ici qu'une seule expérience tentée avec le nitrate de strychnine, les autres faites avec le cyanure de potassium nous paraissant infiniment plus probantes.

Première expérience. — Le 15 septembre 1864, sur un lapin albinos de quatre mois, nous injectons par le second espace intercostal huit gouttes de la solution de nitrate de strychnine employée dans nos premières expériences sur les os. Les symptômes de tétanie n'apparaissent que dix-huit secondes après l'injection, bien que dans ce cas nous ayons pu finir l'injection qui, dans l'injection intra-médullaire, avait été interrompue par la rapide apparition des convulsions mortelles.

Deuxième expérience. — Sur un lapin âgé de cinq mois, n'ayant subi aucune tentative physiologique. Nous plongeons le trocart de Pravaz au niveau du quatrième espace intercostal du côté droit, et nous nous assurons que l'instrument est bien dans le parenchyme pulmonaire par les oscillations qui lui sont communiquées à chaque mouvement respiratoire; nous injectons alors dix gouttes de la solution qui nous a servi dans toutes nos expériences. Au bout de trois minutes environ, tremblement général qui ne dure que quelques secondes, les respirations sont courtes et saccadées, les mouvements du cœur sont plus rapides et surtout plus irréguliers ; l'activité respiratoire va en croissant pendant quelques minutes. L'excitabilité nerveuse est surtout portée à un très-haut degré; le moindre contact exercé sur les membres provoque des spasmes violents des muscles qui les servent; l'animal vibre, pour ainsi dire, quand on le touche. Les oreilles augmentent de température, les conjonctives sont légèrement injectées, la muqueuse labiale plus rouge et plus chaude. La marche de l'animal est mal assurée, il n'y a pas de coordination dans ses mouvements; il titube à la manière d'un individu ivre, quand on le force à se déplacer. Ces symptômes s'amendent rapidement pour cesser au bout de trois quarts d'heure ou une heure, après quoi l'animal tombe dans un état d'affaissement passager. Trois heures après l'opération, il avait récupéré toute sa vigueur et mangeait d'un excellent appétit les carottes qui lui étaient offertes.

Troisième expérience. — Cette troisième expérience nous apprend que les oscillations communiquées au trocart sont loin d'être un indice certain de la piqûre du poumon.

Le 25 septembre, sur un lapin de quatre mois et demi, nous introduisons la canule de Pravaz dans le sixième espace intercostal du côté droit. L'instrument étant enfoncé assez profondément, on voit son extrémité libre agitée de mouvements oscillatoires correspondant à ceux de la respiration. Ce premier fait constaté, nous poussons rapidement l'injection à dix gouttes, et à notre grande stupéfaction, nous obtenons une mort instantanée.

Les faits antérieurs nous disaient qu'il ne pouvait y avoir dans ce dernier cas que quelque chose de très-insolite, et l'autopsie de l'animal vint confirmer ce que le raisonnement nous avait fait pressentir.

A l'ouverture du thorax, nous trouvons du côté injecté un énorme caillot occupant toute la cavité pleurale. Le poumon est comprimé, refoulé vers le cul-de-sac supérieur de la plèvre et réduit au volume le plus minime; il ne présente aucune trace de piqûre.

Après avoir évacué ce caillot, nous découvrons la veine cave ascendante qui nous présente sur sa face externe la piqûre du trocart, piqûre par où s'échappe en bavant une petite quantité de sang; on la rend plus considérable en comprimant les viscères abdominaux. Cette piqûre siége sur le vaisseau directement au-dessus du diaphragme. Il n'est dès lors plus étonnant que nous ayons eu dans ce cas, comme dans ceux d'injection dans le poumon, des mouvements isochrones aux temps respiratoires. L'examen le plus minutieux ne nous fait pas trouver d'orifice de sortie de l'instrument, d'où nous sommes en droit de conclure que l'injection avait directement pénétré dans la veine cave elle-même.

Ce fait nous démontrera toute la valeur des constatations dans les opérations physiologiques, aussi, dans toutes celles qui vont suivre, l'autopsie a-t-elle été pratiquée avec un grand soin.

Quatrième expérience. — Le 26 septembre, sur un lapin de trois mois, à jeun depuis dix-huit heures, nous ponctionnons le poumon par le quatrième espace intercostal et nous injectons dans cet organe dix gouttes de notre solution saturée. Mêmes symptômes que dans la première expérience; accélération et irrégularité des mouvements respiratoires; fréquence plus grande des battements cardiaques; excitabilité nerveuse très-apparente de l'animal, etc.; tous symptômes qui disparaissent au bout d'une heure environ.

L'animal est sacrifié trois heures après l'opération par la section du bulbe rachidien.

Nous trouvons à l'autopsie que la piqûre du trocart a pénétré sur la face externe du lobe supérieur du poumon. A ce niveau, nous constatons une petite ecchymose dont le diamètre égale à peu près celui d'une pièce de vingt centimes: il n'y a pas de caillot.

Cinquième expérience. — Le même jour nous faisons une autre injection dans le poumon droit d'un lapin de trois mois, l'instrument est porté dans le cinquième espace intercostal. Symptômes légers disparaissant promptement. Mort par section du bulbe trois heures après l'opération.

La piqûre a porté sur la partie externe et supérieure du lobe inférieur. Il y a, comme dans le cas précédent, une ecchymose sans foyer sanguin.

Nous nous bornerons simplement à rappeler encore deux expériences : la première faite sur un lapin et dans laquelle les résultats furent les mêmes (simple ecchymose sans caillot dans le parenchyme du poumon) ; la seconde faite avec huit gouttes d'injection dans l'organe respiratoire d'un pigeon chez lequel les symptômes furent beaucoup plus graves, sans que cependant la mort en devînt la conséquence.

Comparativement à ces injections faites dans le parenchyme respiratoire lui-même, nous pratiquons les deux expériences suivantes. Dans la première, la quantité ordinaire de la solution cyanurée fut déposée dans la trachée à l'aide d'une ouverture faite à cet organe; les symptômes me parurent moins accusés que dans les opérations précédentes. Dans la seconde, nous avons injecté quarante gouttes de liqueur par dose de vingt gouttes, à un intervalle de cinq minutes et en deux points différents, la mort ne s'est produite qu'une heure après malgré cette dose relativement énorme.

Aussi tant que nous nous sommes borné à injecter dans le poumon ou une dose égale à celle qui nous suffisait pour tuer rapidement dans le fémur, nous avons eu des accidents passagers; jamais la mort n'en a été la conséquence. Il nous a fallu, pour l'obtenir, quadrupler cette dose, encore la terminaison fatale n'est-elle arrivée que longtemps après.

B. *Injections dans le foie et la cavité péritonéale.* — Nos injections faites dans le foie ont donné lieu à des phénomènes encore moins accusés que dans le poumon.

Première expérience. — Le 20 septembre, sur un lapin qui déjà a subi une ligature des vaisseaux nourriciers de la moelle, mais qui s'en trouve parfaitement rétabli, nous injectons dans le huitième espace intercostal notre dose toxique habituelle. L'injection est faite sans inconvénient, et l'animal ne paraît en éprouver aucun fâcheux symptôme; le seul que l'on constate est un peu d'accélération circulatoire et respiratoire disparaissant rapidement.

Deuxième expérience. — Le 11 octobre, nous renouvelons cette expérience sur un lapin de trois mois, seulement nous injectons une dose deux fois plus forte de cyanure de potassium (vingt gouttes). Les effets produits sont plus intenses, sans que cependant la mort en soit le résultat.

Troisième expérience. — Le 2 octobre, sur un lapin de cinq mois, nous injectons dans le péritoine dix gouttes de la solution en usage ; les symptômes obtenus sont sensiblement les mêmes que dans nos injections pulmonaires, ils nous paraissent seulement plus accentués. Mais en injectant une dose deux fois plus forte (vingt gouttes), nous obtenons des modifications importantes : au bout de deux minutes, accélération tellement grande de la respiration qu'il est impossible de compter les oscillations pulmonaires; les battements du cœur ont suivi cette progression, et ce qui frappe surtout c'est leur irrégularité. Nous signalons aussi l'excitabilité nerveuse très-grande; mais ce qui est digne d'attention, c'est qu'au bout de quatre minutes l'animal se penche sur le côté gauche ; il laisse aller son train postérieur comme s'il était paralysé et urine à trois reprises différentes. Au bout de quelques instants, à la paralysie du début des accidents succèdent quelques mouvements d'extension des membres, et l'animal peut enfin se mouvoir; il cherche dans l'appartement un coin où il puisse se coucher librement. Il se tient non dans l'attitude que prennent généralement ces animaux, mais il se couche sur le ventre avec les membres antérieurs et postérieurs dans l'extension. Ces symptômes ne sont plus sensibles cinq heures après l'injection : le lapin est alors sacrifié et nous constatons que l'injection a porté au-dessus de la fosse iliaque droite ; les circonvolutions intestinales n'ont pas été lésées; la veine est également intacte. Toutes nos opérations ont été faites sur des animaux jeunes, pleins de vigueur et dans d'excellentes conditions physiologiques. Nous devons, en effet, expérimenter sur la moelle des os à l'âge où son activité est la plus grande pour avoir tout d'abord des résultats aussi complets que possible, sauf à suivre les modifications de l'absorption osseuse dans les différentes époques de la vie dans certaines circonstances pathologiques; nous aurions aussi voulu traiter comparativement de l'absorption dans les os plats et dans les os courts. Nous n'avons malheureusement pas eu le temps d'ajouter à nos quelques expériences ces différentes études qui nous paraissent d'un grand intérêt.

Pour résumer ce travail, il me paraît rigoureux d'admettre les conclusions suivantes :

1° *Que l'organe médullaire des os longs est celui qui, de tous les organes, absorbe le plus activement;*

2° *Que cette fonction se fait d'une manière d'autant plus rapide que les os sont plus rapprochés du centre circulatoire;*

3° *Que dans un même membre ce sont les os du segment supérieur (humérus, fémur) qui occupent la première place dans l'absorption, et que les os du segment inférieur (tibia, radius, cubitus) n'occupent que la seconde;*

4° *Enfin que la plus large part de cet acte physiologique doit être attribuée aux vaisseaux nourriciers des os longs.*

Voyons à quoi est réservée cette prodigieuse activité d'absorption de la moelle des os. Étudions-la d'abord à l'état physiologique, et, aidé de données nouvelles, nous examinerons l'action qu'elle a sur le tissu osseux à l'état pathologique.

Nous avons vu dans la première partie de ce travail que la moelle se formait dans les os longs alors qu'ils étaient arrivés à l'état de cylindres pleins; qu'elle résorbait lentement la partie moyenne de ces cylindres et la convertissait en espaces plus ou moins considérables, comblés eux-mêmes par le tissu médullaire. Nous avons vu en deuxième lieu, que cette résorption continuait pendant le premier âge des os longs. L'expérience du fil de Duhamel est on ne peut plus probante à cet égard, et il est bien regrettable que ce grand physiologiste ne lui ait pas donné l'interprétation qui lui convenait. Nous nous rappelons, en effet, que pour Duhamel le canal médullaire croissait par extension des lames diaphysaires internes, et que le fil métallique se trouvait finalement dans la cavité de la moelle, parce qu'il avait sectionné les parois de la diaphyse. Hunter avait réagi contre cette manière de voir, et M. Flourens, adoptant les idées du physiologiste anglais, avait montré que l'absorption par la moelle amenait seule dans la cavité diaphysaire le fil métallique. Non content de cette démonstration, il fit une autre expérience, une des plus ingénieuses qui aient été faites dans la physiologie de la moelle, à l'aide de laquelle il démontra d'une façon irréfutable que l'os diaphysaire est bien réellement résorbé pendant une partie de son existence par la moelle qu'il contient.

Voici en quoi consiste cette expérience : Au lieu d'un anneau qui presse l'os et qui résiste, M. Flourens choisit une lamelle de platine très-fine ; cette lamelle est placée sous le périoste d'un jeune animal, et au bout d'un temps variable, on voit que la lamelle a quitté la face profonde du périoste, qu'elle a cheminé dans les parois diaphysaires et que finalement elle se trouve dans la cavité médullaire. Pourtant, la lame n'a point résisté ; bien évidemment l'os n'a pas pu être rompu ; l'os qui primitivement était *sous* la lame se trouve maintenant *sur* cette lame ; il y a donc eu formation d'un os nouveau et absorption de l'os ancien. La résorption de l'os est donc un fait démontré par cette expérience, et l'on peut tirer cette conclusion que le canal médullaire s'agrandit par la résorption des couches internes de l'os, et que la moelle résorbe l'os à l'état normal.

Ce fait de physiologie normale bien admis, il nous paraît intéressant d'étudier les modifications que pourra imprimer à un os mortifié, c'est-à-dire à un séquestre, le tissu médullaire. Sur cette partie, comme sur beaucoup d'autres, nous trouvons des expériences contradictoires : nous voyons

M. Flourens croire à la résorption par la moelle des os privés de vie, et il étaye sa manière de voir sur des expériences qui ont reçu une interprétation singulièrement erronée.

M. Flourens, répétant l'expérience de Troja qui consiste à détruire la moelle pour provoquer une ossification nouvelle, voit se produire sur la limite de l'os mort et de l'os nouveau une membrane nouvelle qu'il croit être un rudiment de moelle, qui plus tard se développera et finira par reconstituer le tissu médullaire, comme il l'est à l'état normal. Rien n'est moins juste que cette manière d'interpréter un fait vrai en lui-même. Il se produit dans l'expérience dont nous parlons ce qui se produit dans toutes les mortifications organiques. Sur les limites de la partie vivante et de la partie qui a cessé de vivre, on observe constamment un cercle d'élimination formé de bourgeons vasculaires. Cette production membraneuse dont parle M. Flourens, et qui avait si fortement intrigué Troja, n'est autre que l'ensemble des bourgeons de séparation de l'os mort et de l'os nouveau, et ils sont si peu destinés à reconstituer la moelle qu'ils s'ossifient plus tard quand l'os ancien est éliminé, et qu'ils finissent par faire de l'os nouveau un cylindre parfaitement compacte. Nous ne pouvons donc attacher aucune valeur à ces interprétations de M. Flourens sur une membrane vasculaire bien différente de la moelle, et nous ne comprenons pas mieux les expériences de M. L. Joly (Strasbourg, 1864) qui tendent à prouver que cette moelle n'existe réellement pas dans les cas dont il s'agit. Il y a, nous le répétons, des bourgeons vasculaires et rien de plus. On eût évité toute équivoque en s'en tenant à l'analyse vulgaire de faits qui s'offrent tous les jours à l'examen des chirurgiens.

Mais ce n'est pas sur cette seule observation que M. Flourens base sa manière de voir sur le rôle d'absorption que le tissu médullaire exerce sur les os morts ; il possède aussi sur cette question des expériences directes. Il ampute sur de jeunes animaux la partie inférieure de la diaphyse du tibia, et il engage dans la moelle de l'os des parcelles osseuses, prises sur un autre animal. Au bout d'un certain temps, ces parcelles diminuent de poids et de volume et finissent même par se résorber complétement.

M. Nélaton, à qui le tissu osseux pathologique doit de si belles études, a fait des expériences qui ne sont pas favorables à la manière de voir et à l'expérimentation de M. Flourens. Le savant professeur de clinique a appliqué sur les os longs de plusieurs animaux des couronnes de trépan; la portion d'os une fois enlevée, il la laissait dessécher pendant quarante-huit heures, de façon que tout recollement fût impossible, puis il replaçait le fragment dans la perte de substance. Au bout d'un temps variable, les animaux étaient sacrifiés; il vit toujours qu'aucune absorption ne s'était faite aux dépens de l'os nécrosé.

Les expériences que Gullive a publiées dans le 21e livre des *Medico-chirurgical Transactions* ne sont pas plus favorables à la résorption de l'os mort par la moelle.

Nous avons nous-même essayé de placer dans le tissu médullaire des parcelles osseuses que nous avions soigneusement pesées et mesurées avant de les soumettre à l'expérience. Ces parcelles osseuses nous ont toujours paru se comporter comme des corps étrangers ordinaires. La moelle qui se trouvait en contact avec eux devenait plus vasculaire et plus dense; jamais elle ne suppurait, mais jamais aussi elle ne nous a paru faire subir à l'os mortifié une diminution appréciable dans son poids et son volume.

Ces résultats sont différents de ceux que nous avions annoncés dans un mémoire, publié l'année dernière, dans le *Journal de médecine de Lyon*, et qu'un examen un peu superficiel nous avait trop facilement fait mettre en avant. Aujourd'hui une étude plus complète, des expériences répétées un très-grand nombre de fois nous obligent à changer notre manière de voir.

Nous pouvons donc admettre que, si la moelle joue un rôle comme agent de résorption sur les os morts, ce rôle est peu apparent, et que l'irrégularité de certains séquestres ne peut pas plus être mise sur le compte de la résorption par la moelle, que sur le compte de sa propre désorganisation par le pus, que sur l'action mécanique des bourgeons charnues qui le comprennent, etc., etc.

Mais s'il en est ainsi pour les os morts, en est-il de même pour certains os à l'état pathologique? Cette question nous mène naturellement à l'examen des faits intéressants qu'on observe assez fréquemment dans les inflammations chroniques du tissu osseux.

Qu'un os long soit le siége d'une ostéo-périostite; que l'activite ostéogénique se trouve surexcitée par un travail inflammatoire, auquel participera le tissu osseux lui-même, et l'on verra se produire des formations osseuses nouvelles, soit au-dessous du périoste, soit à la surface interne de l'os, où la moelle sera impuissante à résorber les produits inflammatoires. Il y aura une période où la puissance formatrice primera l'énergique action absorbante de la moelle, et l'on verra les parois diaphysaires augmenter considérablement d'épaisseur, et la cavité médullaire s'oblitérer plus ou moins complétement. Mais que l'inflammation diminue, que l'inflammation subisse un temps d'arrêt, qu'elle tombe surtout entièrement, et l'on verra la moelle commencer son rôle de résorption et creuser de vacuoles les jetées osseuses de la face interne. La médullisation de ces produits osseux de nature inflammatoire pourra se faire d'une façon irrégulière, elle pourra marcher plus activement à la périphérie qu'au centre, et par ce mécanisme, il pourra se trouver des portions d'os nouveaux complétement isolées de la paroi diaphysaire, fragments isolés que l'absorption fera disparaître à la longue. Ainsi s'expliquent certaines ossifications intra-médullaires qui ont été à tort rapportées à la moelle ;

ainsi s'explique la formation des séquestres vasculaires de Gerdy.

Ces phénomènes curieux d'absorption du tissu osseux pourront se passer d'une façon un peu différente. Les couches osseuses formées sous l'influence de l'inflammation du périoste pourront, comme tous les os de nouvelle formation, subir l'action dissolvante de la moelle. Le tissu médullaire naîtra dans les couches de nouvelle formation, comme il naît dans les os produits dans les résections sous-périostées ; et dans ces cas on verra de larges masses diaphysaires complétement isolées dans la moelle, comme cela s'observe quelquefois dans les os des rachitiques. Le périoste continuant son rôle générateur, produira des couches periphériques et contribuera par là à isoler davantage encore du tissu osseux ces parties médullisées, qui pourront être invoquées à tort comme prouvant l'ossification propre du tissu médullaire.

On voit donc que la moelle est un agent très-efficace d'absorption, et que sa très-grande vascularité est parfaitement justifiée par le rôle actif d'agent absorbant qu'elle joue pendant la première période de son existence et dans les cas pathologiques qui demandent son intervention. Nous avons fait ressortir son importance dans le développement du tissu osseux, et des expériences très-intéressantes nous ont montré combien son rôle est remarquable dans le premier âge du squelette. Plus tard cette action devient inutile, et la moelle s'atrophie, ou plutôt se métamorphose et choisit l'état le plus propre à remplir le vide nécessaire des supports osseux. Mais qu'un état pathologique se déclare, que l'inflammation amène la formation du tissu osseux accidentel, comme dans les cas que nous signalions tout à l'heure, et immédiatement la moelle reprendra, presque comme par enchantement, les propriétés anatomiques nécessaires à l'accomplissement de ces fonctions physiologiques, et quand ces dernières seront terminées, on la verra invariablement repasser à son état ordinaire.

CHAPITRE III.

De l'influence de la moelle sur la nutrition des os et spécialement de la nutrition de la diaphyse des os longs.

Il paraît généralement accepté dans la science que le périoste nourrit les couches extérieures de l'os, et que cet agent de nutrition une fois enlevé, ces couches périssent faute d'être alimentées. Voyons si les faits expérimentaux répondent à cette manière de voir.

Les belles expériences de Ténon quoique n'ayant pas été faites sur les os longs, peuvent nous être d'un grand secours. Ténon dénuda une portion des os du crâne de son périoste et la laissa librement exposée à l'air. Du troisième au huitième jour, la surface osseuse parut sèche et brune; elle se maintint ainsi jusqu'au trentième jour, où la partie la plus superficielle s'élimina, laissant au-dessous d'elle des bourgeons chargés de la cicatrice de l'os.

Cette expérience montre déjà clairement que l'influence du périoste sur la nutrition de l'os a été exagérée; mais il en est d'autres plus afférentes à notre sujet et qui le démontrent mieux encore.

Nous avons vu M. Cruveilhier décoller le périoste dans les deux tiers au moins de la circonférence et de la longueur des os longs; vingt jours, un mois après, le périoste était recollé, et l'os vivait admirablement, seulement un léger épaississement s'était produit aux limites du décollement du périoste. Ces expériences répétées sur le périoste des côtes donnèrent des résultats tellement complets que l'expérimentation ne put plus distinguer les côtes opérées de celles qui ne l'avaient pas été. Ainsi donc, lorsqu'on réunit la plaie, après simple séparation du périoste, le périoste se recolle, l'os continue à vivre sans éprouver aucune altération dans sa nutrition. Mais, poussons plus loin encore l'examen des faits. M. Cruveilhier a réussi à obtenir ce récollement du périoste, malgré l'interposition entre cette membrane fibreuse et l'os d'un corps étranger, feuille ou anneau métalliques. Déjà ces faits avaient été observés par Duhamel et M. Flourens, qui virent le périoste continuer ses fonctions d'agent sécrétoire, et l'os vivre constamment, malgré l'interposition entre le premier et le second d'un fil ou d'une lame métallique.

Une chose plus importante encore, c'est que la privation complète du périoste n'amène pas nécessairement la mortification de l'os. Nous avons vu chez les lapins auxquels nous avions enlevé le périoste du tibia, dans le but de faire des transplantations périostiques, nous avons vu les chairs réappliquées par des points de suture se recoller parfaitement et l'os continuer à vivre comme s'il n'avait subi aucune opération.

M. Nélaton cite dans son ouvrage de pathologie chirurgicale un individu qui eut le maxillaire dénudé par un vaste phlegmon ; sa suppuration fut longue et abondante, l'os mis à nu pouvait bien être senti par le stylet, et cependant les parties molles se recollèrent, et l'os continua néanmoins à vivre.

Le réseau médullaire paraît donc avoir sur la vie de la diaphyse une influence bien plus grande que le périoste. Lorsqu'on se borne à broyer la moelle, sur des pigeons ou des lapins, bien que de nombreux vaisseaux médullaires soient divisés, il n'y a aucune nécrose. La moelle se reproduit avec une étonnante facilité et l'os continue à vivre. Cette facilité avec laquelle la moelle se reproduit n'avait pas échappé à la sagacité de Troja ; il est même le premier qui ait bien mis ce fait en lumière. Cette activité dans la régénération du tissu médullaire peut nous expliquer comment dans certains cas où la moelle ayant paru complétement détruite, a pu cependant se régénérer aux dépens des parties ménagées, quelque petites qu'elles fussent, et l'os ne pas éprouver de mortification à la partie interne de sa diaphyse. Nous ne nous servons pas à dessein des expériences de Troja, dans lesquelles il remplissait le canal médullaire de bourdonnets de charpie, car il est bien évident que ces corps étrangers ont dû agir comme agents inflammatoires, et ces expériences, où l'inflammation joue le rôle principal, ne peuvent rien pour la question de nutrition que nous cherchons à résoudre.

Mais il est un autre ordre de faits qui est plein de précieux enseignements et que nous sommes obligé d'analyser pour compléter l'étude du parallèle entre le périoste et la moelle au point de vue de la nutrition de la diaphyse des os longs.

Les partisans de la nutrition de la diaphyse des os longs par le périoste se fondent sur une expérience de M. Cruveilhier, dans laquelle le fémur, dénudé dans toute sa circonférence, se présenta deux mois après entièrement entouré de pus caséeux. Partout où il était en contact avec le pus, il offrait une nécrose très-étendue en épaisseur. Il est bien évident qu'il s'est passé là un phénomène plus complexe que celui qu'on a cru devoir observer : la nécrose n'a pas été dans ce cas la conséquence de la dénudation de l'os, mais bien de l'inflammation qui l'a suivie. La suppuration en est la meilleure preuve.

Nous pouvons déjà conclure que le simple décollement du périoste, même dans une très-grande étendue, n'a pas d'action sur la vie de l'os quand l'inflammation ne s'y mêle pas.

Cette manière de voir repose sur des expériences très-probantes ; c'est encore au savant mémoire de Ténon que nous les empruntons. Il a vu que des degrés différents dans l'irritation et l'inflammation des os amenaient des degrés différents dans leur nécrose. Il s'est servi pour provoquer ces différentes phases de l'irritation et de l'inflammation d'agents tels que l'onguent basilicum, l'esprit de vin et le nitrate acide de mercure. L'onguent basilicum produit une exfoliation sensible ; elle est plus forte avec l'esprit de vin ; mais, quand l'os est touché avec le nitrate acide de mercure, il arrive souvent que toute son épaisseur se nécrose. Chose importante à noter, c'est que l'exposition à l'air amène une nécrose plus forte que celle produite par l'esprit de vin ; ce qui démontre bien la fâcheuse influence de l'air sur les plaies osseuses.

Nous avons fait des expériences analogues sur la diaphyse des os longs, dans le but de prouver qu'au décollement du périoste ne devait pas être rapportée la nécrose qui s'observe quelqufois après lui sur un assez grand nombre de lapins ; nous avons isolé le périoste à l'extrémité inférieure du tibia, nous l'avons décollé avec beaucoup de soin, et nous avons placé au-dessous de lui tantôt un anneau métallique, tantôt un fil végétal dont les propriétés irritantes sont bien connues. Dans le premier cas, nous avons toujours observé le recollement régulier du périoste ; dans le second, cinq fois sur sept, nous avons vu l'os se nécroser dans une étendue et une épaisseur variables et les tissus ambiants suppurer plus ou moins abondamment.

Ces dernières expériences, aussi bien que celles de Ténon, prouvent donc qu'on est obligé de faire intervenir dans la discussion des faits un agent important, et cet agent est l'inflammation.

Cette donnée nouvelle introduite dans le problème, on restitue à la moelle son rôle important dans la nutrition de l'os, sans dépouiller le périoste, et l'on explique des faits restés jusqu'alors inexplicables.

Résumons-nous donc, et pour donner à la solution du problème toute la clarté et toute l'importance qu'elle mérite, citons textuellement le passage suivant tiré du plus remarquable ouvrage qui ait été écrit sur l'anatomie chirurgicale : « On ne saurait ne pas être frappé de l'influence si diverse du périoste et du réseau médullaire ; enlevez le premier, puis réappliquez-le, il n'y aura pas d'exfoliation ; enlevez-le et recouvrez l'os de topiques émollients, l'exfoliation sera à eine sensible. Détruisez sur des animaux de même espèce et de même âge le réseau médullaire, la diaphyse est frappée de mort dans toute son épaisseur. Mais, s'il s'agit de réparer l'os mortifié, les rôles changent complétement. Que le périoste soit intact, un nouvel os remplacera l'ancien sans faute. Le périoste détruit, le réseau médullaire ne peut rien pour cette réparation. . . . . Au périoste donc appartiendrait la fonction d'accroissement et de réparation, du moins dans les diaphyses, et au réseau médullaire la nutrition de l'os une fois formé.» (Malgaigne, *Anatomie chirurgicale*, p. 183.)

APPENDICE

Nous joignons ici une observation très-curieuse et très-intéressante de fibrome aigu de l'humérus recueillie dans les hôpitaux de Lyon.

Fibrome aigu de l'humérus avec propagation rapide à l'épaule, aux parties molles du bras, à l'avant-bras, à la peau des parties latérales et antérieure de la poitrine, aux ganglions axillaires, sous-claviculaires, intra-thoraciques; prompt dépérissement; mort au trente-sixième jour; autopsie.

Claudine Cointel, 77 ans, de Bourg-en-Bresse, ménagère, arrive à Sainte-Marthe le 17 juillet 1863, dans un état de débilité profonde, ôtant tout espoir de guérison.

Cet état général reconnaît pour cause une maladie singulière du membre thoracique droit, à marche réellement foudroyante, à symptômes dignes de la plus scrupuleuse observation.

Une tuméfaction énorme de l'épaule, du bras, de l'avant-bras et de la main, constitue la lésion locale. Elle a débuté, et la chose est de la plus grande importance, il y a un mois seulement. La malade est on ne peut plus explicite sur ce détail; avant cette époque, elle pouvait remuer sans douleur le membre actuellement malade et vaquer librement à ses occupations.

Aujourd'hui le mal offre une étendue considérable : les quatre segments de l'extrémité supérieure sont non-seulement envahis, mais, en avant, la partie antéro-latérale droite de la poitrine participe à l'altération. En bas et en dehors, sur la paroi latérale de la poitrine et de l'abdomen, se distingue un vaste prolongement, descendant jusqu'à la crête iliaque.

Chacun des points affectés présente une physionomie spéciale.

L'épaule a surtout considérablement augmenté de volume; ses saillies osseuses sont effacées, ses mouvements abolis, l'aisselle donne asile à une tumeur volumineuse qui est solidaire du prolongement thoracique et abdominal.

Mesurée au niveau des points qui occupent normalement l'extrémité de la clavicule et l'acromion, l'épaule présente 45 centimètres, tandis que, du côté sain, elle offre à peine 26 centimètres.

Cette augmentation vraiment gigantesque de volume paraît tenir surtout à l'hypertrophie de la peau et au tissu qui la double. Les tissus légèrement ulcérés sont violacés, d'une densité très-grande, ne cédant nullement à la pression. Ce qui frappe tout d'abord, c'est leur coloration, due à une vascularisation très-prononcée qu'atteste suffisamment le développement des veines efférentes, mais surtout une quantité énorme de veinules, formant à la superficie un réseau non interrompu. La peau présente également un très-grand nombre de nodules, variant de la forme papuleuse à la forme tuberculeuse, plus pâles généralement que le reste de la tumeur.

Le bras malade mesure 0,25 centimètres; le bras sain, 0,22 centimètres. Ici, comme sur l'épaule, la peau est rouge violacé, couverte de petites éminences plus ou moins régulièrement hémisphériques; elle est ulcérée dans le voisinage du pli du coude. Cette ulcération est sanieuse et grisâtre, sans pulpe gangréneuse, mais remarquable par des bourgeons charnus d'un très-grand volume. Le liquide exsudé est ichoreux, fétide, peu riche en éléments solides.

Les mouvements du bras sont entièrement neutralisés, les mouvements de flexion de l'avant-bras sont aussi impossibles.

L'avant-bras est ulcéré sur une très-large surface, les parties externe, antérieure et interne sont envahies par le travail ulcératif. La solution de continuité offre ici les mêmes caractères que sur le bras, mais en dedans, au niveau de l'articulation, les plis cutanés sont devenus beaucoup plus profonds, et les téguments ayant pris un développement exagéré forment, à ce niveau, des stratifications régulières disposées uniformément les unes au-dessus des autres.

A sa naissance, l'avant-bras malade mesure 0,31 centimètres, l'avant-bras sain 0,19 centimètres; à sa terminaison, celui-ci mesure 0,25 centimètres, celui-là 0,15 centimètres. Ses muscles paraissent jouir d'une intégrité relative, les mouvements de flexion et d'extension de la main, quoique gênés, sont encore possibles.

La main ne présente pas le même genre de transformation; elle est seulement œdématiée; cet œdème s'est montré quelque temps après le début de la lésion primitive. La peau ne présente aucune altération organique, elle est fine, luisante et tendue, comme celle qui recouvre des parties gorgées de sérosité; le doigt la déprime et arrive facilement sur les éminences osseuses du carpe et du métacarpe. Les doigts jouissent de mouvements de flexion très-limités, l'articulation radio-carpienne permet les mouvements communiqués; ses plis cutanés déterminent les limites de la dégénérescence des téguments de l'avant-bras.

Quant aux régions thoraciques antérieure et latérale, envahies plus tardivement encore, elles présentent une altération moins avancée : la peau ne paraît plus hypertrophiée dans toute son épaisseur, ses principaux caractères anatomiques se retrouvent encore; ses plis cutanés ne sont pas effacés, elle joue librement sur les parties sous-jacentes et offre seulement un nombre considérable de nodules hémisphériques, moins développés que ceux que nous savons exister sur le membre supérieur.

Toute la chaîne des ganglions sus-claviculaires est prise : ils forment des tumeurs régulières, variant du volume d'un pois à celui d'une noix, dures et douloureuses au toucher.

La marche de cette singulière affection s'est accompagnée de douleurs, vives surtout au début; elles ont le caractère des douleurs lancinantes du cancer.

La respiration se fait normalement; l'auscultation et la percussion ne font découvrir aucune tumeur intra-thoracique.

L'état général est déplorable, l'émaciation extrême; le pouls est misérable, accéléré, la peau chaude et aride, la langue sèche, les selles diarrhéiques depuis dix jours. Le 3 juillet, survient du délire; c'est dans cet état ataxo-adynamique que notre malade succombe six jours après son entrée dans nos salles.

Autopsie. — L'autopsie est faite vingt-quatre heures après la mort.

Une légère traction exercée sur le bras pour donner au cadavre une position plus commode, amène une fracture de la diaphyse humérale; cet accident nous fait déjà pressentir une altération osseuse. En commençant par le bras et en procédant des parties profondes aux parties superficielles, c'est-à-dire en suivant la même marche que l'altération, on trouve :

1° L'humérus complétement métamorphosé dans le tiers supérieur de la diaphyse. A ce niveau, l'os fait place à un tissu de nature fibrineuse, lardacé, criant sous le scapel, très-difficile à dissocier, et laissant échapper par le râclage un liquide peu abondant, médiocrement riche en éléments solides.

La tête de l'os est conservée, mais son volume a singulièrement diminué, son tissu spongieux est en voie très-avancée de nécrobiose graisseuse. Le périoste de la partie supérieure de l'os a pris part à l'altération générale, on n'en retrouve pas de traces.

Dans ses deux tiers inférieurs, l'humérus est déformé, atrophié, d'une très-grande friabilité. Son périoste ne se distingue pas des tissus ambiants.

2° L'articulation scapulo-humérale a conservé, au milieu de ces désordres, une intégrité relative. Bien que son manchon fibreux soit totalement confondu avec les tissus péri-articulaires, les cartilages d'encroûtement ont résisté à l'envahissement du mal, et la forme des faces osseuses qu'ils recouvrent est assez bien ménagée. La cavité glénoïde surtout est moins altérée que la partie articulaire qu'elle doit recevoir, quoique son col soit déformé et que le périoste qui le recouvre fasse corps avec les tissus voisins.

Les articulations huméro-cubitale et radio-carpienne sont saines.

3° Les muscles satellites de l'articulation de l'épaule sont méconnaissables. Tous font partie de la masse cancéreuse au niveau de leurs trajets articulaires, c'est-à-dire aux points correspondant à leurs tendons. Dans leurs portions sus-épineuse, sous-épineuse et sous-scapulaire, ils recouvrent un certain degré d'intégrité : les masses fibreuses qui les infiltrent deviennent plus rares, et les faisceaux musculaires, bien que décolorés, se retrouvent assez facilement à l'examen; le sous-scapulaire est moins altéré que ses voisins.

Le grand pectoral est complétement transformé au niveau de sa portion humérale.

Des quatre muscles du bras, on ne trouve plus vestige que du triceps, et seulement dans ses deux tiers inférieurs; encore, dans cette portion, n'est-il pas indemne de transformation fibreuse. Le biceps et le brachial antérieur sont tellement absorbés que leurs insertions radiales et cubitales permettent seules de les distinguer. Aucune trace du coraco-brachial.

Les muscles de l'avant-bras n'offrent d'autres degrés d'altération que ceux qui résultent d'une immobilité prolongée: décoloration, atrophie, métamorphose graisseuse.

4° Au niveau de l'article scapulo-huméral les aponévroses sous-épineuse, sous-épineuse, sous-scapulaire, sont confondues dans la masse commune. Elles reparaissent insensiblement, à mesure que l'on s'éloigne de leurs insertions articulaires.

L'aponévrose brachiale a disparu, ne laissant comme vestige de son existence que quelques trousseaux ligamenteux épars, fortement adhérents à la peau et aux tissus qui la doublent.

L'aponévrose anti-brachiale est altérée sur sa face externe, mais l'altération n'a pas envahi toute l'épaisseur du plan fibreux, et il conserve sur sa face musculaire les caractères de l'état normal.

5° La peau et le tissu sous-cutané sont considérablement épaissis. Cette épaisseur atteint son maximum sur l'épaule et la partie supérieure du bras; là, elle varie de deux à trois centimètres.

Leur coupe est lardacée, leur couleur grisâtre, leur densité considérable. Les pelotons graisseux de la face profonde du derme ont, en grande partie, disparu; quelques-uns subsistent encore, mais ils sont atrophiés, aplatis, déformés par l'hypergénèse des éléments fibreux qui les limitent.

6° Le cordon vasculo-nerveux lui-même est noyé dans une atmosphère de tissu pathologique qui a dû se développer librement aux dépens du tissu conjonctif qui réunit les éléments veineux, artériels et nerveux.

Les artères axillaire et humérale, confondues par leur tunique externe avec le tissu cancéreux, paraissent d'un calibre moins considérable, leur face interne est pâle, décolorée, leur canal presque totalement vide.

Au contraire, le calibre des veines humérale et axillaire est augmenté, leurs parois ne s'affaissent pas à la coupe. Elles contiennent des caillots qui les obstruent complétement et qui s'échappent sans difficulté, quand on comprime le tronc vasculaire. Leur tunique externe fait aussi corps avec le tissu pathologique.

Les nerfs du plexus huméral ont à leur origine résisté au processus cancéreux; le circonflexe seul manque à l'appel Ils sont beaucoup plus faciles à isoler que les vaisseaux de la gangue fibreuse qui les contient : leur volume et leur aspect physique ne sont pas sensiblement altérés. Le point où ils se dissocient est la limite imposée au scalpel qui voudrait poursuivre leur trajet. Le radial seul peut être suivi jusqu'au niveau où il s'engage dans la gouttière de torsion de l'humérus pour devenir externe.

7° Les veines superficielles présentent elles-mêmes des altérations intéressantes. A l'avant-bras, comme au bras, elles ne s'affaissent pas à la coupe, offrent une augmentation notable de calibre et contiennent du sang transformé en caillots n'adhérant que faiblement aux parois vasculaires. La veine médiane profonde nous montre surtout une augmentation considérable dans ses diamètres, qui certainement égalent ceux de l'auxiliaire normale à sa naissance.

8° Les ganglions, comme on le pense bien, ne sont pas restés étrangers à cette transformation générale. Toute la tumeur auxiliaire est constituée par des glandes lymphatiques transformées en de vastes dépôts d'aspect phymatoïde, enourés eux-mêmes d'une coque irrégulière de tissu fibreux.

Les ganglions sus-claviculaires présentent un ramollissement moins prononcé, qui diminue encore à mesure qu'on s'éloigne du foyer pathologique.

Les organes thoraciques sont sains, si l'on en excepte les ganglions bronchiques dont le volume est considérablement augmenté.

Le reste du squelette jouit d'une résistance normale; des percussions assez violentes, exercées sur les os des membres, amènent difficilement des fractures.

Histologie. — Des préparations histologiques montrent que la masse cancéreuse est constituée par l'hyperplasie du tissu conjonctif.

A. — Les masses dégénérées, prises au niveau des muscles entièrement transformés, au niveau des aponévroses et à la superficie des os, montrent :

1° Des cellules et des noyaux embryo-plastiques;

2° Des corps fusiformes en grande abondance;

3° Une quantité considérable de tissu lamineux;

4° Quelques rares fibres de tissu élastique.

B. — Ici où les muscles ont subi une altération moins avancée, sur le deltoïde, par exemple, les faisceaux primitifs perdent plus ou moins leur aspect strié, leurs enveloppes sont peu distinctes et confondues avec de nombreux amas fibro-plastiques inter-fasciculaires.

C. — Sur plusieurs préparations faites avec un soin scrupuleux, il m'a été impossible de retrouver les éléments glandulaires de la peau.

D. — Enfin, les masses ganglionnaires ramollies se composent :

1° D'une quantité considérable de globules purulents, plus ou moins altérés, graisseux et granuleux pour la plupart;

2° D'une très-grande abondance de vésicules graisseuses, libres, et de granulations amorphes très-fines n'ayant aucune cohésion;

3° De cellules épithéliales ou de noyaux épithéliaux, atrophiés, déformés, et par cela même difficiles à reconnaitre.

BIBLIOGRAPHIE

BÉCLARD. Anatomie générale. Dernière édition; 1865.

BICHAT. Anatomie générale.

BORDENAVE. Deux mémoires sur les os, dans le Recueil de Fougeroux; Paris, 1760.

BRESCHET. Rapport sur un mémoire de M. Gerdy, relatif à la structure des os. Ann. des sciences naturelles, 2e série T. XI, p. 33.

BRICHETEAU. Dictionnaire des sciences médicales. Art. Ostéogénie. T. XXXVIII, p. 412.

BOYER. Traité des maladies chirurgicales. (Chap. de la dénudation des os.)

CRUVEILHIER. Anatomie pathologique.

E. CRUVEILHIER. Sur une forme spéciale d'abcès des os ou abcès douloureux des épiphyses. (Thèse de Paris, 1865.)

DESGRANGES. Quels sont les progrès que la chirurgie doit au périoste? 1864.

DETHLEEF. Dissertatio inaug. medico-chirurg. exhibens ossium calli generationem, per fracta, in animalibus rubiæ radiæ pastis, ossa demonstratum; Gottingen, 1773.

DUHAMEL. Sur une racine qui a la faculté de teindre en rouge les os des animaux vivants. Mém. de l'Acad. des sc., p. 1739.

LE MÊME. Sur le développement et la crue des os. Mém. de l'Acad. des sciences; 1742, p. 354; 1743, p. 87, 111 et 288.

DUBREUIL. De quelques maladies du tissu médullaire des os. Journ. hebdom; novembre 1834.

DUVERNEY. De la structure et du sentiment de la moelle. Mém. de l'Acad. des sciences; ann. 1700.

FLOURENS. Théorie expérim. de la format. des os; Paris, 1847.

FOUGEROUX. Mémoires sur les os, pour servir de réponse aux objections proposées contre le sentiment de M. Duhamel du Monceau; Paris, 1760.

GERDY. Note sur la structure des os. Bulletin clinique, n° 4, 1er août 1835.)

LE MÊME. Mém. sur l'état matériel et anatomique des os malades; Arch. gén. de méd.; février, 1836.

Gibson. On the effect of madder root on the bones of animals, Mem. of the Lett. and philos. soc. of Manchester. 2e série, t. I, p. 146, 1805.

Gosselin et Regnault. Recherches sur la substance médullaire des os. Arch. gén. de méd. ; juillet 1849.

Gullive. Médico-chirurgical Transactions. 21e vol.

Haller. Deux mémoires sur la formation des os, fondés sur des expériences; Lausanne, 1758.

J. Hunter. Expériences et observations sur le développement des os. Œuvres complètes, t. IV, p. 409, trad. de de G. Richelot; Paris, 1841.

Jobert. Mémoire sur la nécrose et la trépanation des os. Journ. hebd. ; 1836.

E. Joly. Etudes sur la structure, le développement, la nutrition et la génération des os, suivies d'expériences nouvelles sur la coloration des os et des dents au moyen du régime garancé. (Thèse de Strasbourg; déc. 1864.)

Kolliker. Eléments d'histologie humaine. Traduit de MM. J. Beclard et Marc Sée; Paris, 1856.

Lebert. Physiologie pathologique.

Lebel. Journal compl. 1820.

Longet. Traité de physiologie.

Malgaigne. Traité des fractures.

Le même. Traité d'anatomie chirurgicale.

Mercier. Fractures du fémur chez les vieillards. *Gaz. méd.* 1835, p. 561.

A. Milne-Edwards. Etudes chimiques et physiologiques sur les os. Ann. sc. nat. 4e série, t. XIII, p. 113; 1860.

Le même. Expériences sur la nutrition des os. Ann. sc. nat. 4e série, t. XV, p. 254; 1861.

Moignon. De medullæ morbis tentamen, 1787.

Morel. Traité élémentaire d'histologie humaine; Paris, Strasbourg, 1864.

Muller. Manuel de physiologie, trad. de Jourdan ; Paris, 1845.

Nelaton. Pathologie chirurgicale.

E. Nélaton. Mémoire sur une nouvelle espèce de tumeurs bénignes des os. Paris, 1860.

Ollier. De la production artificielle des os au moyen du déplacement et de la transformation du périoste. Ann. sc. nat. 4e série, t. X, p. 373.

Le même. Sur la production artificielle des os. Journal de physiologie. Janvier 1859.

Le même. De la moelle des os et de son rôle dans l'ossification. normale et pathologique. Journal de la physiologie ; 1863.

G. Pouchet. Précis d'histologie humaine. Paris, 1864.

A. Rambaut et Ch. Renaud. Origine et développement des os. Paris, 1864.

Robin. Mémoire sur le développement de la substance et du tissu des os. Société de Biologie ; 23 février 1850.

Le même. Sur de nouvelles espèces d'éléments anatomiques (Comptes rendus des mémoires de la société de Biologie, 1840.)

Le même. Note sur les éléments anatomiques appelés myeloplaxes. Journal de l'anatomie et de la physiologie. Janvier 1864.

Ch. Rouget. Développement et structure de système osseux. Thèse de Paris; 1856.

Schiff. De l'influence du système nerveux sur les os. (Comptes rendus de l'Académie des sciences, t. XXXVIII, p. 1050; 1854.)

Serres et Duyère. Exposé de quelques faits relatifs à la coloration des os chez les animaux, soumis au régime de la garance. (Comptes rendus des séances de l'Académie des sciences; 1842. Ann. sc. nat. 2e série, t. XVII, p. 153.)

Tenon. Mémoires d'anatomie et de chirurgie. Paris, 1806.

Troja. De novorum ossium, etc. ; 1775.

Verneuil. Note sur les cellules du tissu médullaire des os et sur leur état dans l'ostéomyélite.

Virchow. Pathologie cellulaire. Trad. de Picard; Paris, 1861.

TABLE DES MATIÈRES

PREMIÈRE PARTIE

DEUXIÈME PARTIE

APPENDICE.

Paris. — A. Parent, imprimeur de la Faculté de médecine, rue Monsieur-le-Prince, 31.

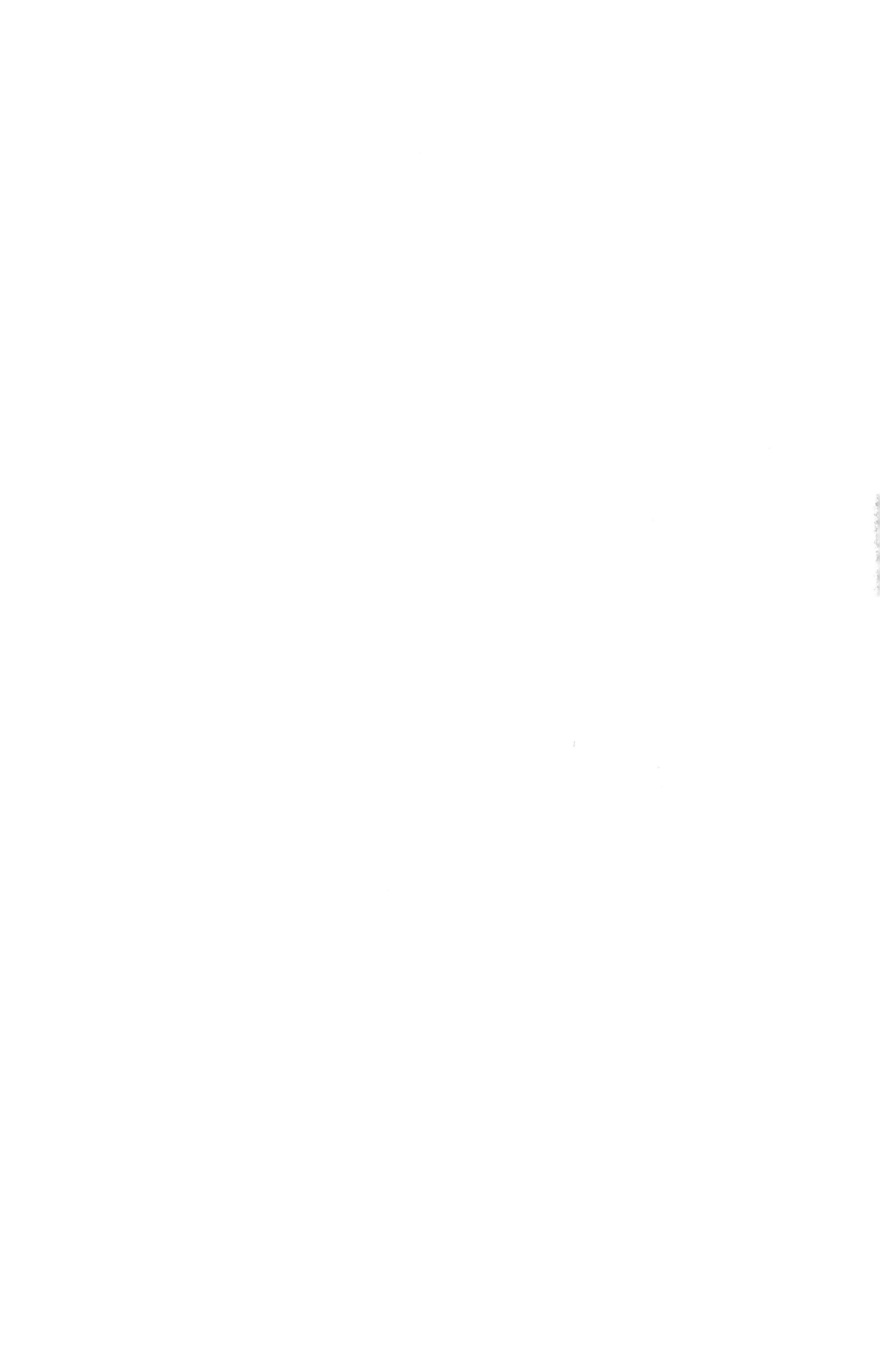